임플란트 명의 장혁진 원장의
젊어지는 치과 이야기

임플란트 명의 장혁진 원장의
젊어지는 치과 이야기

Implant

| 개정판 |

장혁진, 백일섭 지음

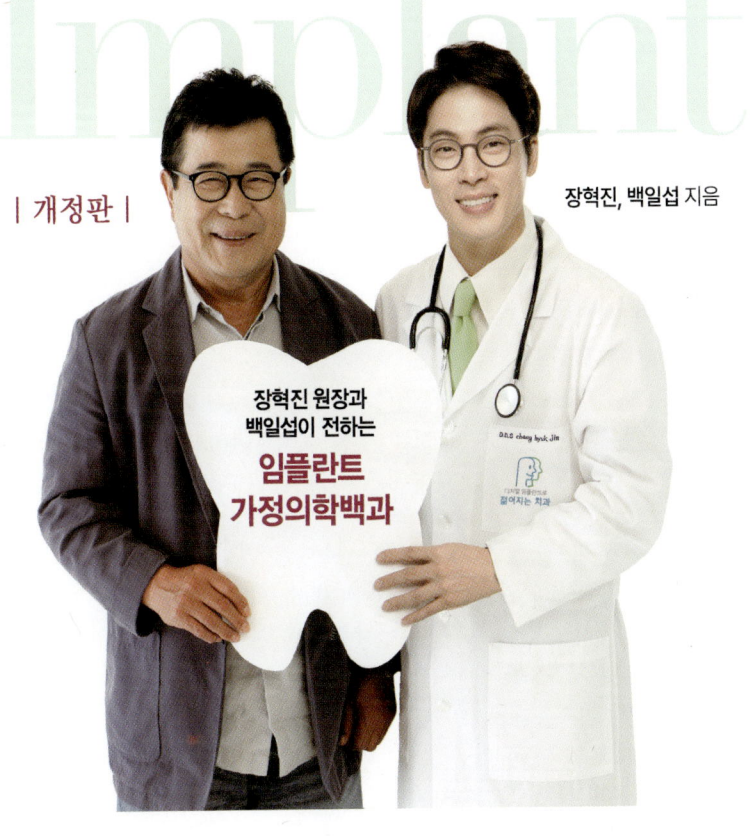

장혁진 원장과
백일섭이 전하는
**임플란트
가정의학백과**

임플란트 명의 장혁진 원장의
젊어지는 치과 이야기

젊어지는치과병원 이사장 장혁진

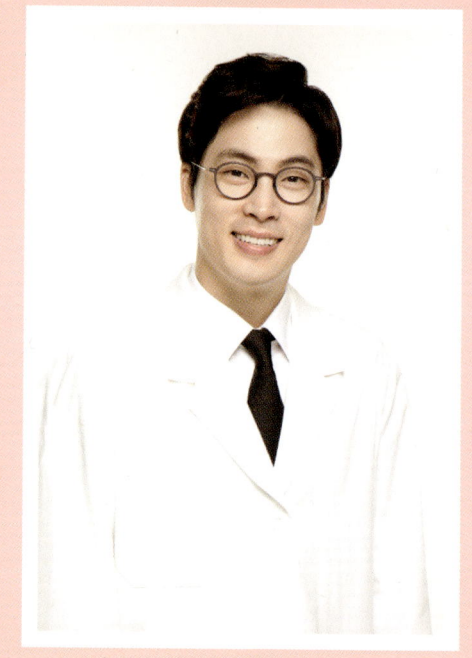

대한시니어치과학회 회장
젊어지는치과병원 이사장
연세대학교 치과대학 졸업
연세대학교 세브란스 보철전문의 과정
연세대학교 임플란트 클리닉 수료
일본 평화치과병원 沈美齒科部 Clinical Instructor
일본 동경치과대학 임플란트 Continuing education course
연세대학교 치과대학병원 임상외래교수
대한치과보철학회 인정의
대한 구강악안면 임플란트학회 정회원
대한 심미치과학회 정회원 / 대한 치과마취 학회 정회원
대한 치과이식학회 정회원 / KBS 생로병사의 비밀 자문의
SBS 100세 건강 스페셜 자문의 / MBC 오늘 아침 자문의
BTN 불교방송 자문의 / PBS 평화방송 자문의
CBS 기독교방송 자문의 / EBS 자문의
TV조선 자문의 / 채널A 자문의 / JTBC 자문의 등 다수 방송 출연
한국 당뇨협회 치과 자문의 / ANC 임플란트 연구소 소장

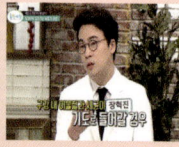
SBS 좋은 아침

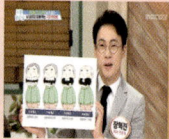
MBC 기분 좋은 날

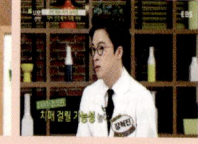
EBS 부모광장

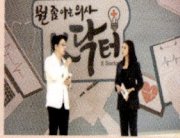
KTV 필 좀 아는 의사 K닥터

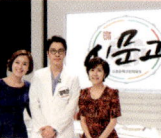
TV조선 신문고

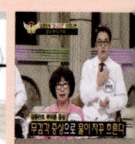
TV조선 법대

임플란트 명의 장혁진 원장의
젊어지는 치과 이야기

탤런트 백일섭

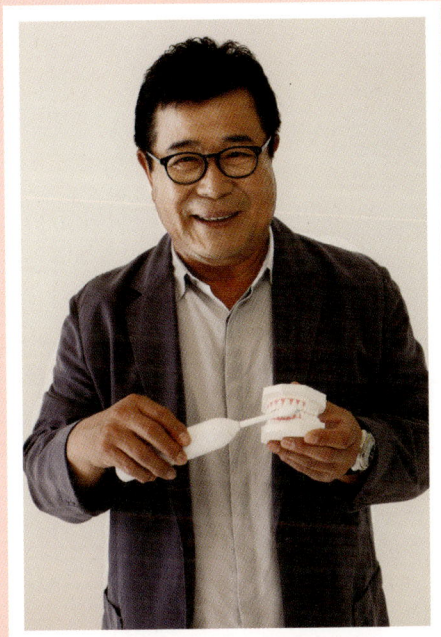

1944.06.10. 전라남도 여수 태생
1965. KBS 5기 공채 탤런트 데뷔
2005. 대추나무 사랑 걸렸네
2008. 엄마가 뿔났다
2009. 솔약국집 아들들
2010. 결혼해주세요
2011. 오작교 형제들
2012. 빛과 그림자
2015. 꽃보다 할배
2023. 아빠하고 나하고

1996.05. 분당예술인동우회 결성추진위원회 회원
1998.10. 제2건국 범국민추진위원회 위원
1999.09.~1999.10. 하남국제환경박람회조직위원회 홍보위원
2001.07. 법무부 범죄예방위원회 연예인위원
2007.03. 여수세계박람회 명예홍보대사
문화방송 라디오 세월따라 노래따라 DJ

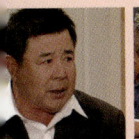
빛과 그림자

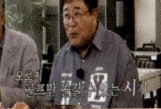
그랜파

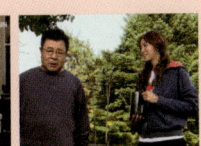
오작교 형제들

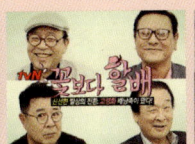
꽃보다 할배

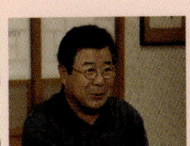
대추나무 사랑 걸렸네

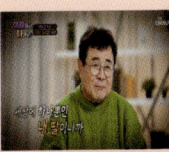
아빠하고 나하고

추/천/사

이 책은 많은 환자를 진료해 온 제가 보기에도 소중한 책인 것 같습니다. 환자를 위한 진료 철학이 있는 의사가, 환자가 궁금해하는 치과질환에 대해 쉽고 재밌게 엮어놓은 생활형 치과 지침서입니다.

임상 경험을 사례로 전문적인 의료 상식을 일목요연하게 잘 풀어놓아서 환자와 의사 간의 소통에 큰 도움을 주리라 확신합니다.

또한, 이 책을 살펴보면 일반적으로 제공되는 천편일률적 치과 상식을 탈피하고, 직접 임플란트 시술을 받은 탤런트 백일섭 님과 장혁진 원장과의 참신한 대화 형식으로 구성되어 있습니다. 이 같은 독특한 형식 안에서 임플란트에 관한 최신 정보와 정확한 치료법을 구체적으로 설명하고 실제 진료실에서의 치료 과정을 생생하게 전달하고 있습니다.

더불어 다양한 치과질환의 궁금증에 대해 치과질환의 정의부터 치료법까지 담고 있습니다.

그리고 이 책이 더욱 환자 중심의 책이라고 느끼는 것은 내용을 읽다 보면 단순히 치과 정보에 국한되지 않고, 치과를 찾아오는 환자들 중 다른 질환을 앓고 있어 치과 치료가 부담스러운 환자들을 위해 내과적 의료 지식을 함께 담아 당뇨, 신장, 고혈압 등 전신질환 환자들의 궁금증을 풀어주고, 그들도 안전하고 편안하게 치료받을 수 있는 치료 방식을 제시하고 있다는 것입니다.

아직도 치과 치료에 두려움을 느끼는가?
당뇨, 고혈압 환자라고 치과 치료를 포기하고 있는가?

그렇다면 이 책을 통해 정확한 치과 정보를 알게 되는 귀중한 기회를 얻을 수 있을 것입니다. 어떤 치과에 가서 어떤 치료를 받아야 할지 막막하고 두려웠던 사람들에게 크게 도움이 되리라고 믿습니다. 이 책을 차근차근 읽다 보면 장혁진 원장이 얼마나 가슴 따뜻한 사람인지 알 수 있게 될 것이고, 정확한 치과 정보를 하나 둘 알아갈수록 진흙 속에서 진주를 발견하는 기분이 들지도 모릅니다.

지금 치아가 고민이라면 주저하지 말고 장혁진 원장과 상담하길 바라며, 누구나 하나씩 집에 비치하는 비상약 상자처럼 이 책을 치과질환 백과사전으로 구비해도 좋을 것이라 믿습니다.

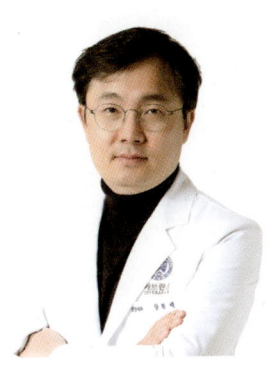

내과 자문교수
연세대학교 의과대학 내과교수 장혁재

연세대학교 대학원 의학 박사

現 연세대학교 의과대학 심장내과학교실 교수

2013. 제 26회 보원학술상 수상

2010. 폐고혈압 연구학술상

2009. 마르퀴즈 후즈 후 등재

2007. 존스홉킨스대학교 의과대학 연구원

2004.~ 분당 서울대학교병원 순환기내과 교수

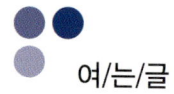
여/는/글

불과 20년 전만 해도 일반인들에게 임플란트는 이름도 들어보지 못한 생소한 존재였습니다. 그러나 요즘은 치아가 없어 고생하는 사람들을 위한 최선의 치료법으로 임플란트가 각광받고 있습니다.

이렇게 임플란트에 관심 있는 사람들이 많아지면서 이들을 현혹하는 무분별한 광고와 잘못된 정보도 넘쳐나고 있습니다. 요즘 인터넷 화면에서 가장 많이 접하게 되는 광고가 임플란트 광고라고 해도 과언이 아닙니다. 하지만 임플란트 정보의 홍수 속에서도 정작 시술을 받고 싶어하는 사람들의 궁금증은 속 시원하게 풀리지 않고 있습니다.

이런 상황 속에서 직접 환자분들을 돌보며 제가 느낀 점은 환자분들이 궁금해하는 내용에 공통된 부분이 많다는 것이었고, 그 공통된 질문에 명확하고 속 시원한 해답을 드리고 싶은 마음에 환자분들을 위한 임플란트 안내서를 직접 찾아보았습니다.

그러나 막상 알아보니 우리나라에는 의사를 위한 임플란트 전문서적은 많아도, 환자분들을 위해 임플란트를 설명해놓은 책은 쉽게 찾을 수 없었습니다. 혹시 다른 나라에라도 환자들을 위한 임플란트 지침서가 있다면 번역본을 펴내는 게 좋겠다는 생각이 들어 미국과 일본에 있는 치과의사 친구들에게 수소문해 보게 되었으나, 미국과 일본의 실정도 크게 다르지 않았습니다. 환자들을 위한 책은 따로 준비돼 있지 않았습니다.

그래서 제가 직접 용기를 내보기로 했습니다. 그동안의 경험을 살려 쉽고 명확한 책을 써보기로 다짐하며 책을 써 내려가기 시작했습니다.

그러던 와중에 평소 알고 지내던 중견 탤런트 분의 소개로 백일섭 님이 저희 치과를 찾아오셨습니다. 제가 출판을 준비하고 있다는 것을 알게 된 백일섭 님이 환자를 대표해서 자신의 이야기를 한번 써보는 게 어떻겠느냐고, 감사하게도 먼저 제안해주셨습니다. 실제로 이 책에 담긴 내용들은 백일섭 님이 궁금해하며 질문하셨던 것을 답변 형식으로 정리해놓은 것입니다.

독자 여러분이 이 책을 통해서 모든 궁금증에 대한 명쾌한 해답을 얻으셨으면 좋겠습니다. 집집이 하나씩 있는 『가정의학백과』처럼 임플란트에 관해 궁금증이 있을 땐 언제든 손쉽게 꺼내볼 수 있는 '손 안의 임플란트 지침서'로 읽힌다면 더 바랄 것이 없겠습니다.

항상 내 곁을 지켜주는 사랑하는 나의 가족과 우리 병원 식구들에게 고마운 마음을 전합니다. 이 책을 펴낼 수 있도록 많은 도움 말씀 주신 연세대학교 치과대학 정문규 학장님과 연세대학교 의과대학 내과학교실 장혁재 교수님께 감사드리며, 누구보다 의사로서 더욱 발전할 수 있도록 도와주신 195,000여 명의 환자분들께 진심으로 머리 숙여 감사드립니다.

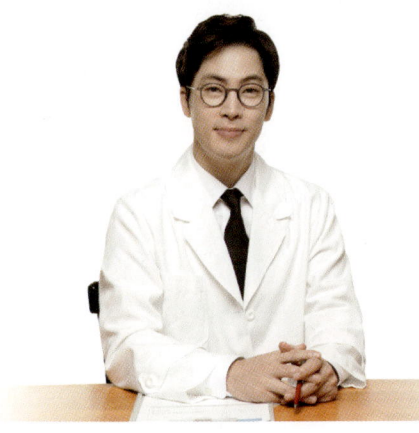

대한시니어치과학회 회장
장혜진

Prologue

마음까지 치료해주는
치과의사를 만나다

안녕하세요? 백일섭입니다.

'치과' 하면 어린아이부터 어른까지 누구나 막연한 공포심을 가지고 있을 겁니다.

차가운 금속이 입속에 들어올 때의 섬뜩함, 온몸이 찌릿한 마취 주사의 얼얼함, 그리고 샤프하지만 어딘지 차갑게 느껴지는 마스크 낀 치과의사.

이런 것들이 치과 방문을 꺼리게 하고 기꺼이 치통을 참게 하죠.

그런데 얼마 전 참말로 마음씨 좋은 치과의사 선생님을 만나게 돼 여러분께 소개하려고 합니다.

저는 그동안 40년 연기 생활을 하면서 뒤도 안 돌아보고 열심히 살아왔습니다. 그러다 보니 자연스레 건강에는 신경을 쓰지 못했지요.

특히, 어느 순간부터 치아와 잇몸 상태가 안 좋아지더니 심각한 상황까지 이르더군요.

실제로 제가 연기하는 모습 중에는 식사를 하는 장면이 많이 있는데요. 잘 씹지 못하니 표정도 어색해지고 연기까지 지장이 오더라고요.

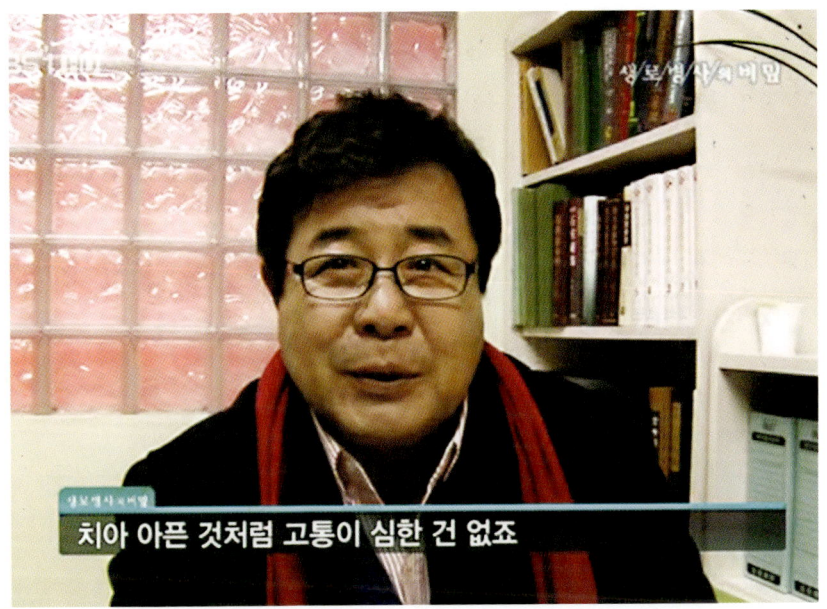

KBS 〈생로병사의 비밀〉에 소개된 장혁진 원장님과의 임플란트 치료 이야기

　식사를 잘 못하니 평소 생활이 불편한 건 이루 말할 수 없었지요. 그래서 치과 치료를 받아야지 받아야지 하면서도, 촬영을 한번 했다 하면 스케줄 빼기가 어려우니까, 또 귀찮기도 하고 치과에 대한 막연한 두려움도 있어 치과 치료를 결심하는 게 생각보다 쉽지 않더라고요. 더구나 이미 임플란트를 시술받았다가 실패했던 경험까지 있었으니까요. 당연히 치아 상태는 점점 더 안 좋아졌지요.
　그러던 중에 친한 연기자 동료가 저한테 KBS 〈생로병사의 비밀〉에 나왔던 장혁진 원장님을 추천해줬습니다. 임플란트로 유명한 젊고 친절한 의사인데 너무 편안하게 치료받았다며 꼭 가보라고요.
　이땐 이미 통증이 극에 달해 '나 이러다 죽겠구나' 싶을 정도여서 속는 셈 치고 병원에 찾아갔습니다.

처음 장혁진 원장님을 봤을 땐 여느 치과의사와 다를 게 없이 치료만 하고 저를 보낼 줄 알았죠. 하지만 이내 뭔가 다르다라는 것을 느꼈습니다. 이제껏 제가 만나본 그 어떤 치과의사보다 자세하고 친절하게 설명해주셨습니다.

저의 현재 상태에 대해 이것저것 물어보는 것에서부터 제가 통증을 느끼는 이유, 어떤 식으로 치료가 진행이 되며 치료 후 어떻게 되는가에 대해서까지, 묻지도 않았는데 그렇게 자세히 설명해주는 의사는 처음 봤습니다.

그러다 보니 없던 궁금증까지 생기더라고요. 이래저래 수많은 질문과 답변이 오가는 사이, 제 마음은 편안해졌고 치료에 대한 자신감과 희망이 생겼습니다. 이 사람과 함께라면 전혀 아프지 않게 치료를 할 수 있겠구나 하는 믿음도 절로 생겼죠.

치료 중에도 차근차근 설명해주시고 재미난 대화로 시간 가는 줄 모르게 해주시더니 역시나 완벽하게 치료를 끝냈고…….

지금에 와서는 '왜 이렇게 늦게 찾아갔었나!' 하는 생각에 후회가 많이 됩니다.

예전엔 식사시간이 지옥 같았는데 이제는 식사할 때가 제일 행복해요. 장혁진 원장님 덕분에 친절하고 편안하게 임플란트 치료를 받고 지금은 연기도, 평소 생활도 잘하고 있습니다.

그러던 어느 날 장혁진 원장님이 환자분들을 위해 책을 쓴다는 사실을 알게 되었고, 나의 이야기를 한번 책으로 써보지 않겠느냐고 제가 먼저 권유하게 되었습니다. 대부분 치료를 받게 되는 분들이 제 나이 정도 되는 분들이니 말이에요.

저처럼 나이 들어 치아 때문에 고생하시는 분들이 많이 계시리라고 생각됩니다. 대부분 미루다 보면 100% 고생하는 경우가 많으니 하루라도 빨리 치료를 받으세요. 저도 임플란트 치료 후에 더 건강해진 제2의 삶을 누리고 있습니다. 정말 딴 세상에서 사는 듯한 기분이에요.

아무쪼록, 이 책에서 많은 분이 도움을 얻고 많은 정보를 얻게 되길 바랍니다. 그리고 치아로 인해 고민하시거나 궁금증이 있으신 분은 재미있고 유쾌한 장혁진 원장님을 만나보시길 바랍니다.

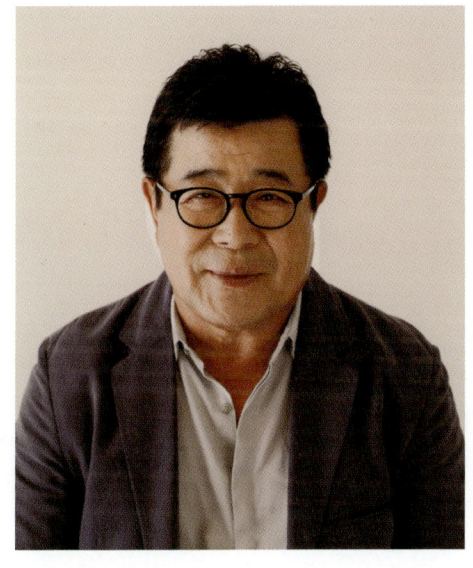

contents

- 추천사
- 여는 글
- Prologue

제1장 1,300만 명이 앓고 있는 국민질환, 잇몸병!

1. 성인 10명 중 7명이 고통받는 치주질환 — 18
2. 치주질환은 어머니 탓? — 25
3. 치매와 당뇨, 조산의 적은? 치주질환! — 32
4. 고등학교 2학년 수진이가 할머니가 된 사연 — 38
   - 장혁진 원장의 advice & 치과와 친해지세요! — 43

제2장 임플란트, 절대 하지 마세요!

1. 가능한 한 자기 치아를 살려라 — 48
2. 임플란트하기 전에 치주질환 치료 먼저! — 52
3. 치주질환, 어떻게 치료할 것인가? — 54
4. 씹고, 뜯고, 맛보고, 즐기고? — 60
   - 장혁진 원장의 advice & 내 나이에 맞는 치아 개수를 챙겨라! — 62

제3장 당신이 궁금한 임플란트의 모든 것

1. 발치 후 임플란트를 빨리 해야 하는 이유 — 68
2. 임플란트, 너무 많이 심지 마세요 — 73
3. 통증, 더 이상 참지 마세요-수면치료 — 76
4. 치료 기간은 얼마나 걸리나요? — 98
5. 잇몸뼈가 안 좋은데, 임플란트할 수 있나요? — 103
6. 부작용 걱정, 이제 그만! — 116
7. 한 번 심은 임플란트, 평생 간다? — 120
   - 장혁진 원장의 advice 임플란트를 결심했다면 꼭 금연하세요! — 123
8. 값싼 임플란트의 함정 — 126

제4장 첨단기술과 치의학의 만남, 임플란트의 눈부신 진화

1. 재미있는 임플란트 이야기   134
2. 20세기 최고의 발명품, 임플란트   139
3. 임플란트, 단 한 시간이면 끝!   147
4. 한 치의 오차도 없다   158

제5장 전신질환자들의 외침! "나도 임플란트하고 싶다"

1. 당뇨가 있는데 임플란트 치료를 받을 수 있나요?   173
2. 고혈압이 있는데 치과 치료를 받을 수 있나요?   181
3. 간이 좋지 않은 환자분들의 임플란트 치료   184
4. 신장질환 환자의 치과 치료   186
5. 심장질환과 치과 치료   189
  - 연세대학교 세브란스 내과학 교실 장혁재 교수의 advice   191

제6장 임플란트 성공, 수술 후 관리로 좌우된다!

1. 백일섭 님의 내비게이션 임플란트 치료 과정   196
2. 임플란트, 자동차만큼 아끼세요!   202
3. 임플란트! 이런 병원, 이런 의사에게 하라!   210
  - 장혁진 원장의 advice & 젊어지는 12가지 비법   218

책 속의 책 : 건강치아 BIBLE, 치아 관리 요령의 모든 것

1. 치주질환이 있는 경우 치아 관리 요령   221
2. 과연 어떤 칫솔과 치약을 사용해야 좋을까?   224
3. 장혁진 원장이 추천하는 구강건강 관리용품, 칫솔질 방법   237
  - 치과 임플란트 보험은 가입하는 것이 좋은가요?   247
  - 의료보험공단에서 보장하는 치과 치료 내용   249

제1장

1,300만 명이 앓고 있는 국민질환, 잇몸병!

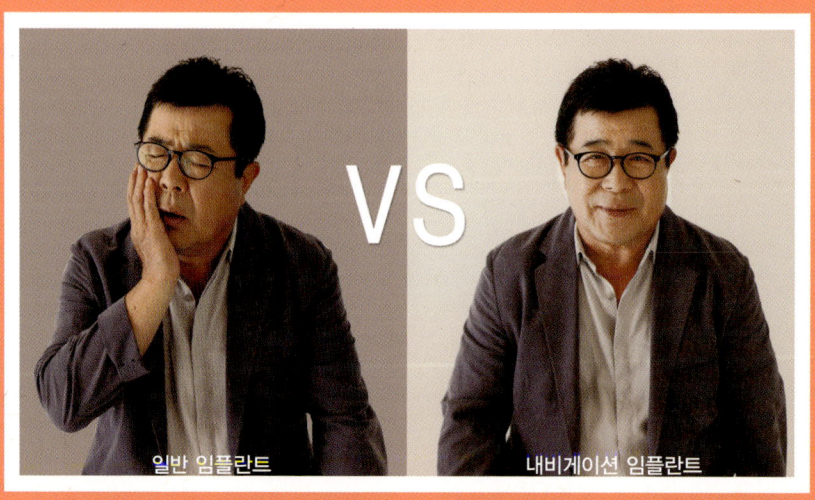

치아와 구강 상태는 전신
질환을 반영하는 거울입니다.
실제로 우리 몸 질병의 대부분이 치주질환에서
시작하는 경우가 많기 때문입니다.
또한, 구강 상태는 전신적인 건강 상태를 알 수 있는 표본입니다.
음식을 잘 씹고 맛보며 즐긴다는 것은
단순한 식사가 아닌 그 이상의 의미를 지니기 때문입니다.
즉, 자신의 치아를 잘 관리·유지하는 것은 건강한 삶의 지름길입니다.

첫 번째 이야기

> "성인 10명 중 7명이
> 고통받는 치주질환"

가을 날씨가 좋던 어느 날.
낯익은 중년 남자 한 분이 진료실에 들어왔습니다.
TV 속에서 '우리 시대의 아버지'로 인기를 얻고 있던
탤런트 백일섭 님이었습니다. 푸근한 인상이 TV 속과 다름없었지만
무슨 일인지 표정이 어두워 보였습니다. 저를 보자마자 푸념을
늘어놓는 백일섭 님. 저는 한눈에 그를 괴롭히고 있는
원인이 무엇인지 예상할 수 있었습니다.

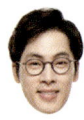
원장님, 제가 참다~참다~ 이제는 도저히 못살 것 같아 왔어요. 제가 왕년에 치아 좋기로 유명했습니다. 치과 한 번 다니지 않을 만큼 건강했었다구요. 그런데 요즘 아래 어금니가 계속 붓고 이젠 밥 먹기도 힘드니, 이를 어쩌면 좋겠습니까?

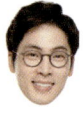
아이고! 그동안 고생이 참 많으셨나 보네요. 흥분을 가라앉히시고요. 천천히 이야기 들어 보도록 하죠.

치과 방문 시 주치의에게 알려주셔야 하는 사항
1. 현재 가장 불편한 사항
2. 과거에 치료받았던 경험
3. 과거의 치료 시에 고생했던 점
4. 가장 먼저 치료받기 바라는 부위
5. 현재의 통증 부위
6. 현재의 전신 상태
7. 현재 복용 중인 약물

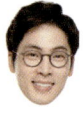
훗날 이어질 치료를 감안한다면 무엇보다 상태를 정확히 파악하고 계획을 짜는 것이 가장 중요합니다.

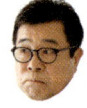
네! 빠짐없이 전부 말씀드렸으니, 속 시원히 말씀 좀 해주시죠. 도대체 뭐가 문제인 겁니까?

예상했던 대로 선생님께서는 만성치주염을 앓고 계시네요. 놀라실 것 없습니다. 현재 우리나라 성인의 70% 이상이 치주질환을 가지고 있으니까요.

우리나라 성인 10명 중 7명 이상이 치주질환

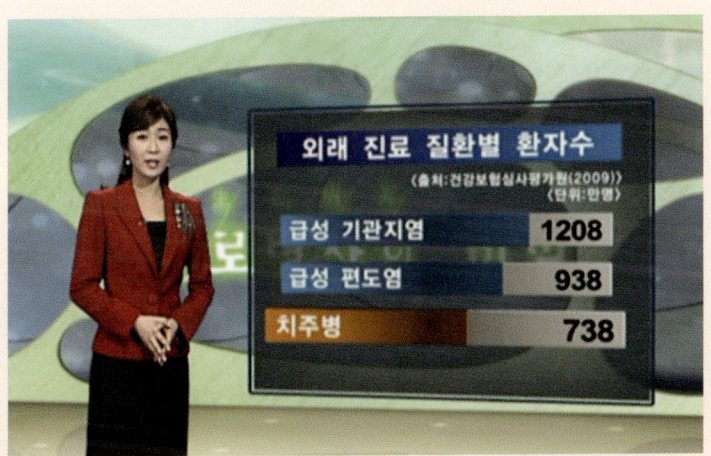

젊어지는치과병원 KBS 〈생로병사의 비밀〉 방영

"잇몸병은 작년 한 해 동안 급성기관지염, 급성편도염에 이어 3번째로 사람들이 병원을 많이 찾는 질환으로 꼽혔습니다." 치주질환을 앓고 있는 사람이 이렇게 많다는 것은, 다시 말하면 많은 사람들이 치주질환을 방치하고 있다는 뜻이기도 합니다. 치주질환은 그 특성상 우리 몸에 퍼지는 암처럼 '소리 없는 질환'입니다. 막상 통증이 오거나 씹기 어려울 때가 되어서야 병원에 오는 경우가 많은데, 이미 시기를 놓쳐서 치아를 빼야 하는 경우가 많습니다. - 방송 멘트 -

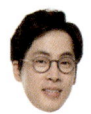 자, 치주질환이 있으신 분의 예를 보여드리죠.
정상적인 치아와 비교해서 보면 정확히 알 수 있을 겁니다.

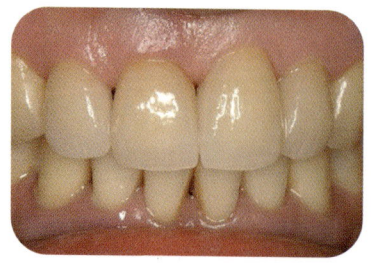 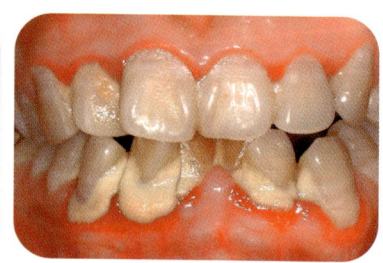

           정상적인 치아   잇몸병이 있는 치아

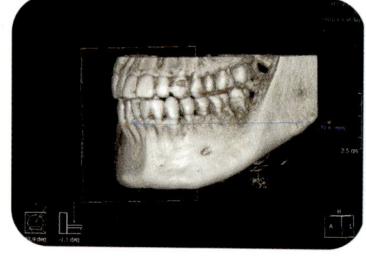 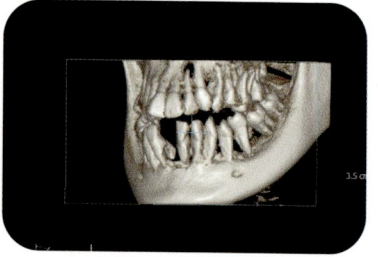

      정상적인 치조골 상태   잇몸병이 있는 치조골 상태

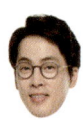 헉! 이렇게 사진으로 직접 보니 와 닿는군요. 그래서 그렇게 아팠나 봐요. 원장님이 말씀을 많이 해주시니까 갑자기 자세히 알고 싶어지네요. 도대체 치주질환이 뭡니까?

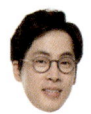 그럼 지금부터 저와 차근차근 공부 한번 해보실까요?

치아 통증의 원인, 치주질환

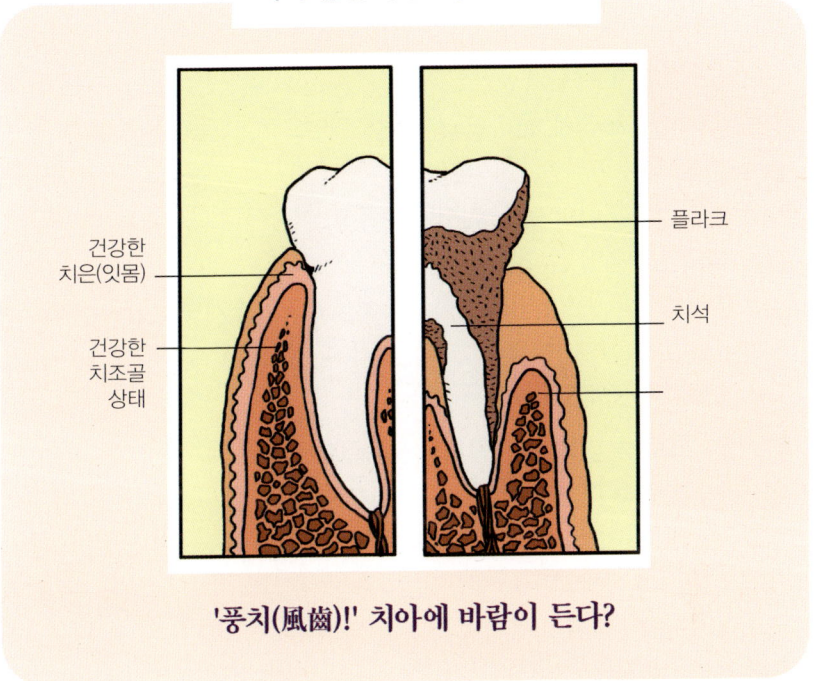

'풍치(風齒)!' 치아에 바람이 든다?

 치주질환은 쉽게 말해 잇몸뼈가 녹는 질환이지요. 먼저 치주질환이란 어떤 질환을 말하는 걸까요? 우리가 흔히 잇몸병, 풍치라고 부르고 있는 치주질환은 치아 자체가 아닌 치아 주위 조직에 생기는 병을 말합니다. 치아가 제 기능을 잘할 수 있기 위해서는 치아를 지지해주는 역할을 하는 잇몸과 이뿌리(치근), 그리고 치아를 받쳐주는 뼈(치조골) 등의 치주조직이 튼튼해야 합니다. 치주질환은 잇몸의 염증으로부터 시작되며 염증이 심해지면 잇몸에 손상을 주고, 받치고 있는 뼈(치조골)까지 침범하여 뼈를 녹이게 됩니다. 뼈가 손상을 받으면 치아를 받치는 힘이 약해져서 치아가 흔들리거나 빠지게 되는 것이지요.

치주질환의 종류

치은염 | 초기 잇몸질환

- 잇몸질환의 초기 단계. 플라크와 치석이 원인으로, 잇몸에 염증을 일으킨다.
- 잇몸은 암적색을 띠며 붓고, 만지면 아프고, 칫솔질을 하거나 딱딱한 음식을 먹으면 출혈이 된다.
- 심하지 않은 치은염은 올바른 칫솔질과 치석 제거로 쉽게 회복될 수 있다.

치주염 | 중기 이상의 잇몸질환

- 만성질환으로 좀 더 진전된 단계의 잇몸질환으로서 치아 주위의 뼈와 인대에도 영향을 미친다.
- 치료하지 않고 방치하면 뼈와 뼈를 받치고 있는 조직들이 손상될 수 있다.
- 잇몸의 염증이 진행되면 치아와 잇몸 사이의 부착 조직이 녹게 되고 잇몸 사이 공간(치주 포켓)이 생긴다.

상태가 심한 치주염

- 치주염이 더욱 진전되어 치조골이 거의 없어지고 치근이 노출되며, 마지막에는 빠져버리는 경우가 발생한다.

잇몸질환의 자가진단

| 나이에 따른 치아의 다양한 변화 |

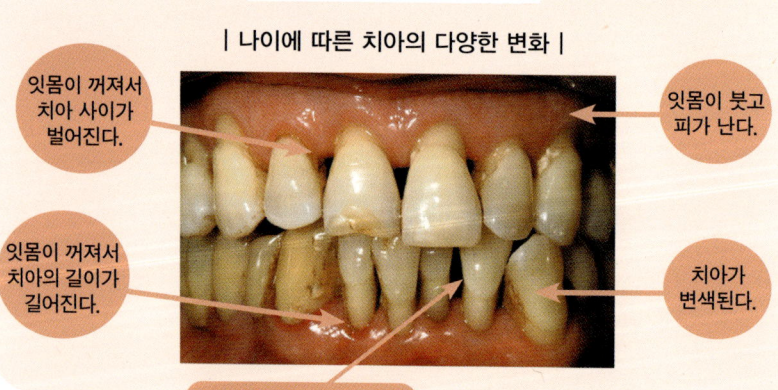

※이럴 땐 치주질환을 의심해야 합니다!!

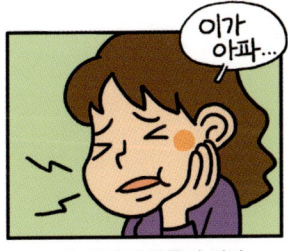
① 치아에 통증이 있다.

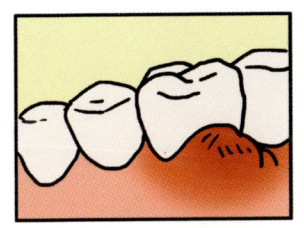
② 잇몸이 부었다.

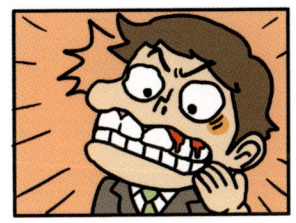
③ 잇몸 주위에 짜릿한 통증이 계속.

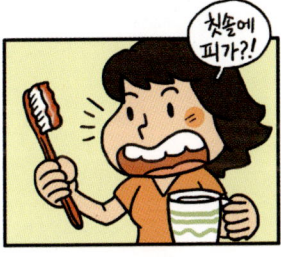
④ 이 닦을 때 잇몸에서 피난다.

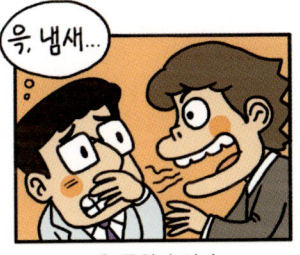
⑤ 구취가 있다.

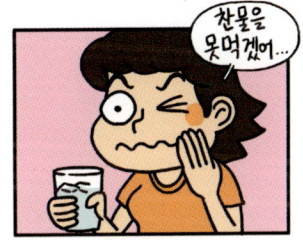
⑥ 찬 것을 먹으면 이가 시리다.

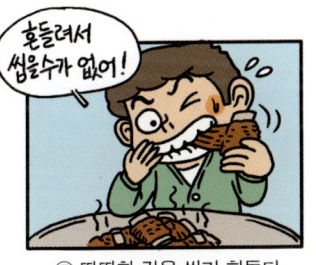
⑦ 딱딱한 것을 씹기 힘들다.

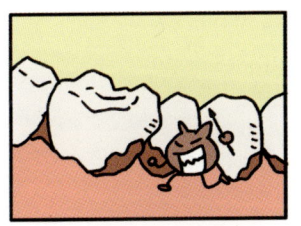
⑧ 음식물이 자주 낀다.

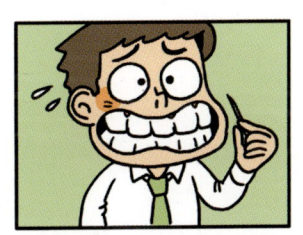
⑨ 이와 이 사이가 벌어진 느낌이다.

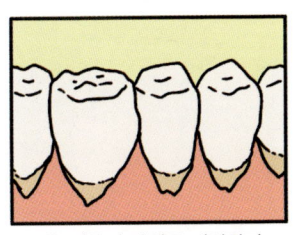
⑩ 잇몸이 아래로 내려갔다.

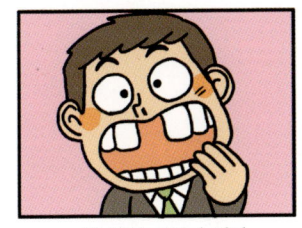
⑪ 빠진 치아가 있다.

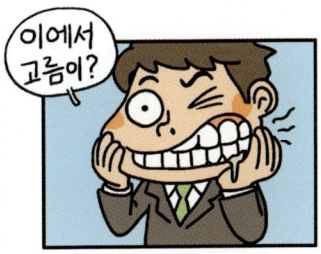
⑫ 치아에서 고름이 난다.

두 번째 이야기

"치주질환은 어머니 탓?"

Q 백일섭 님의 질문!
"그런데 한 가지 이상한 점이 있습니다.
전 평소에 양치질도 잘하고 나름 관리를 잘했다고
생각하는데, 왜 이 상태까지 온 건가요?
도대체 치주질환의 원인이 뭔가요?"

A 원장님 曰,
한마디로 말씀드리자면 잇몸뼈까지 녹아내리는
심각한 치주질환의 근본적인 원인은 바로
입속 세균 때문이지요!

사람의 입속엔 수십억 마리에 달하는 300여 종의 세균이 살고 있지요. 따라서 음식물을 섭취한 뒤 깨끗하게 제거하지 않은 채 24시간이 지나면 음식물 찌꺼기와 세균들이 타액과 함께 섞여 치아에 들러붙게 됩니다. 이때 끈끈한 무색의 얇은 막을 만드는데 이것이 바로 플라크(Plaque: 치태)가 되는 것입니다.

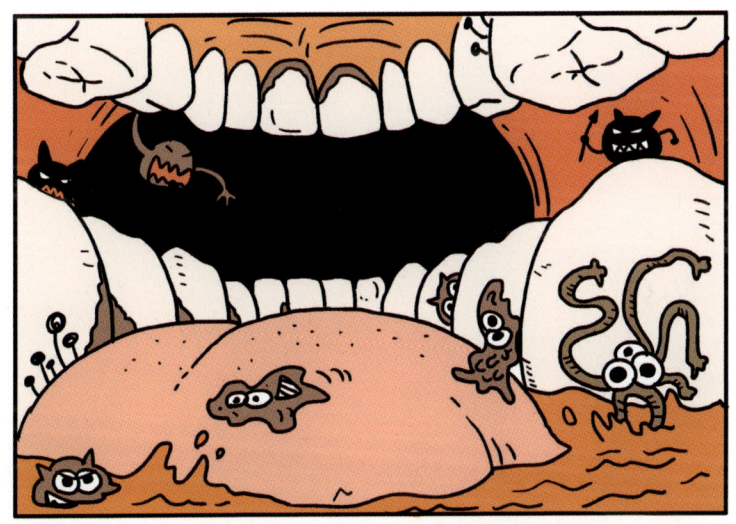

▲ 음식물 찌꺼기로 인한 세균의 번식

치아를 제대로 닦지 않아 플라크가 생기게 되면 플라크와 침 속의 미네랄 성분이 섞여 굳어지게 되면서 치석이 됩니다. 치석에는 세균들이 더 잘 붙어 번식하게 되는데, 이렇게 되면 세균들이 더 번식하면서 잇몸의 염증이 더욱 심해지는 것이죠. 그러므로 음식물 잔여 찌꺼기가 입속에 남지 않도록 하는 것이 매우 중요하지요.

치주질환의 진행 순서

음식물 찌꺼기 + 구강 내 300여 종의 세균
↓ 24시간 경과
플라크(치태)
↓ +타액 내의 미네랄 성분
치석을 만든다
↓ +치태&세균의 독성분
치조골을 녹인다
↓
잇몸에서 피가 나고 붓는다
↓
치아가 흔들거리고 빠진다

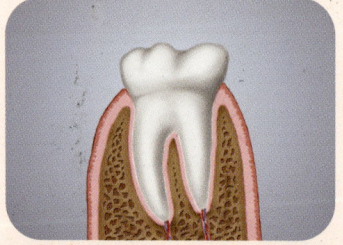

① 건강한 잇몸과 뼈 - 잇몸이 선홍색이며 출혈과 부기가 없는 상태를 보인다.

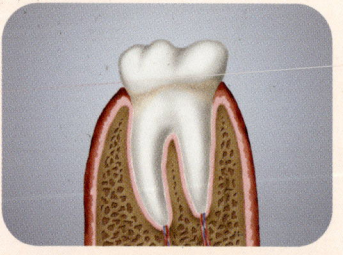

② 치은염 - 잇몸이 붉어지고 부어오른다.

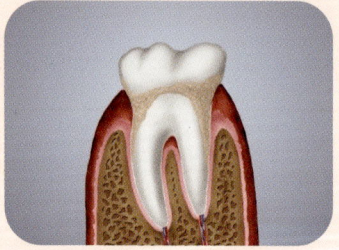

③ 치주염 - 잇몸이 치아와 떨어진다. 약한 자극에도 쉽게 피가 난다.

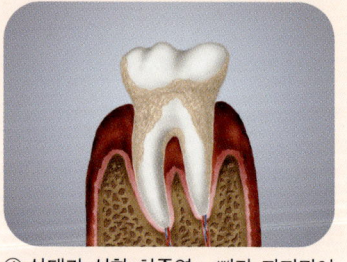

④ 상태가 심한 치주염 - 뼈가 파괴되어 치아가 흔들린다. 치아의 뿌리가 노출된다. 치아가 빠지거나 빼야 할 상황이 발생한다.

••• 치주질환은 유전된다? •••

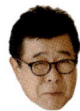
치아까지 빠지게 하다니,
이 입속 세균이란 놈 독하긴 정말 독하군요.

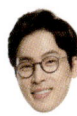
그렇죠?
그리고 또 놀라운 점은 치주질환은 유전된다는 사실입니다.

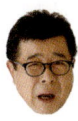
헉! 유전이라구요?
그럼 세균을 부모로부터 물려받는다는 말씀인가요?

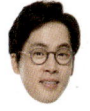
하하! 세균을 물려받는다는 게 아니라 부모의 치주질환은 유전이 되어 자식에게도 영향을 끼칠 수 있다는 말입니다.

똑같이 치주세균에 노출되어도 세균에 잘 저항하는 치조골(잇몸뼈)이 있고, 잘 무너지고 약한 치조골이 있습니다. 바로 이 같은 치조골의 성질이 유전된다고 보면 될 것 같습니다. 치주질환의 경우, 대부분 어머니 쪽으로부터 유전되는 경우가 더 많은 것으로 알려져 있습니다.

실제로 여행사를 운영하시는 40대 따님과 70대 초반의 어머님이 나란히 내원하신 경우가 있었습니다. 임플란트 치료를 위해서였습니다. 누구나 70대 어머님의 치아 상태가 더 나쁠 것이라고 예상하겠지만, 실제로 살펴보니 40대 후반의 따님이 더 상태가 좋지 않았습니다. 결국, 70대 초반의 어머님은 치주질환으로 부분적으로만 치아를 빼고 임플란트 치료를 받았지만, 따님은 심각한 치주질환으로 위아래 28개 치아를 모두 발치하고 임플란트 치료를 받았습니다.

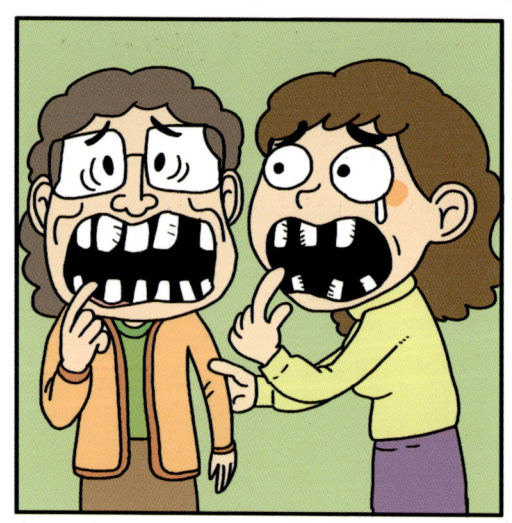

▲ 어머니의 치주질환은 딸에게도 유전됩니다.

이처럼 따님의 치주질환은 어머니의 유전인자에 영향을 받으신 것이죠. 그러나 나이가 많은 어머님보다 따님의 치주질환이 더 심각했던 이유는 따님이 치주 관리를 소홀히 했기 때문입니다. 치주질환은 그 특성상 일단 시작하면 완치가 어려운 질환이므로 부모님이 치주질환으로 고생했던 분들은 잇몸 건강에 더더욱 신경 써야 합니다.

자녀가 어린 경우 본인이 치아가 좋지 않다면 자녀들이 어릴 때부터 구강 관리를 잘 할 수 있도록 신경 써주셔야 하며, 부모님이 치주질환으로 고생하는 경우 본인도 치주질환을 앓을 수 있다는 생각을 하고 10~20대부터 철저한 구강 관리가 필요합니다.

아, 그리고 또 한 가지! 유전뿐만 아니라 입속 세균은 실제로 입에서 입으로 옮겨갈 수 있기 때문에 이 점 또한 주의해야 합니다.

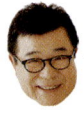 그럼 손자 놈들한테 뽀뽀도 하면 안 된다는 말씀인가요?

••• 충치는 치주질환 전염병? •••

그렇습니다. 침은 입속 세균을 옮기는 매개체가 되기도 합니다. 예를 들어, 부모가 충치나 치주질환이 있는 경우 부모의 침 속에 든 충치균이 침을 통해 아이에게 전해질 수 있기 때문입니다. 핀란드 투르크 대학 에바 소더링 교수는 "충치는 모자 감염이 가능한 병."이라며 "아이가 19~33개월 사이에 충치에 감염되지 않으면 평생 건강한 치아를 유지할 가능성이 크다."라고 주장한 바도 있습니다.

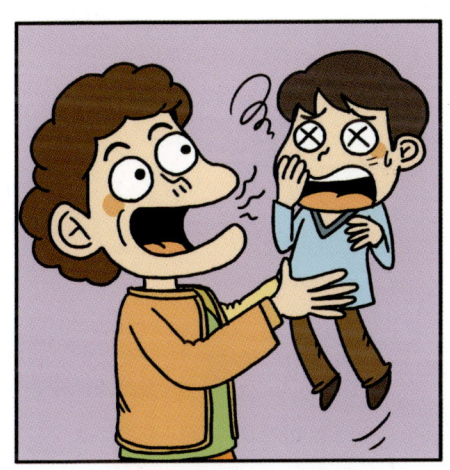

▲ 구취를 유발하는 치주질환

우스갯소리로 며느리가 시어머니에게 자주 아이를 맡기니, 시어머니는 며느리가 미워서 일부러 며느리 보는 앞에서 아이에게 밥을 꼭꼭 씹어서 주었다는 일화가 있습니다. 그다음부터는 며느리가 아이를 시어머니에게 절대 맡기지 않았다고 합니다. 이처럼 치주질환이 있는 할머니나 할아버지라면 실제로 충치균이나 치주질환을 아이에게 옮길 수 있기 때문에 유의하시는 것이 좋겠지요.

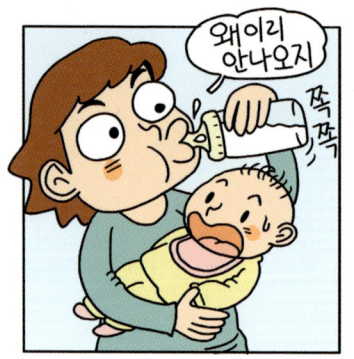
막힌 젖꼭지에 입 대기

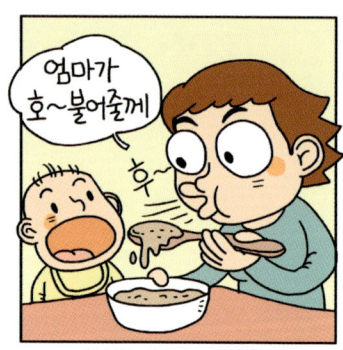
음식을 입으로 식혀주기

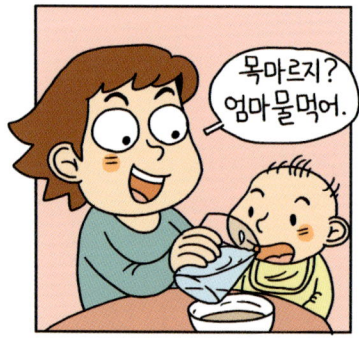
엄마, 아이가 같은 컵 사용하기

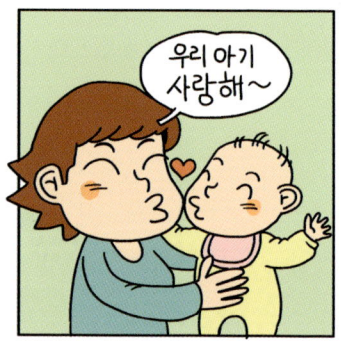
아이에게 입 맞추기

"치주질환이나 충치가 있으신 분은
아이에게 충치나 치주세균을 옮길 수 있습니다."

**해당 QR코드를 사용 중인
휴대폰 카메라로 스캔해 보세요!**
-
장혁진 원장님의 설명을
동영상으로 확인하실 수 있습니다.

세 번째 이야기

> " 치매와 당뇨,
> 조산의 적은?
> 치주질환! "

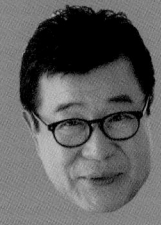

원장님, 제가 신문기사를 본 적이 있는데,
치주질환이 치매까지 걸리게 한다고 하더라고요.
잇몸병이 무서운 거라는 건 알겠는데 치매까지
일으킨다는 것은 좀 과장된 말 아닌가요?

전혀 과장된 말이 아닙니다. 최근 치주질환이 알츠하이머 질환 발병에 중요한 역할을 수행한다는 사실이 속속 밝혀지고 있습니다. 치매뿐이 아닙니다. 경미한 치주질환이라고 방치했다가는 더 큰 병에 걸리기도 하죠. 치주질환을 '만병의 근원'이라 표현하는 것도 이 때문입니다.

치주질환은 당뇨병, 동맥경화증, 만성폐쇄성 폐질환, 치매, 조산, 뇌경색, 정신질환까지 일으켜 치아뿐 아니라 인체 전반에 심각한 영향을 미칠 수 있습니다.

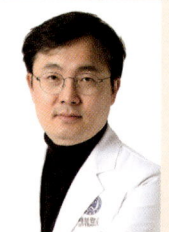

내과질환 관련 자문
연세대학교 의과대학 내과학교실 교수 장혁재

" **치주질환으로 발병 위험이 높아지는 전신질환들** "

(잇몸질환이 있을 시 발병 위험이 높아집니다.)

심혈관질환 14%, 암종양 14%

뇌혈관질환 111%, 신장질환 60%

당뇨병 100%, 만성폐쇄성호흡기질환 및 폐렴 75%

••• 치매와 치주질환 •••

미국 뉴욕대(NYU) 치과 연구팀은 최근 치주질환이 뇌염증과 알츠하이머 질환 발병에 중요한 역할을 수행한다는 사실을 장기간의 실험을 거쳐 확인했다고 밝혔습니다.

또한, 미국 치아위생학회(ADHA)에서는 일찍이 잇몸질환을 일으키는 박테리아가 혈관을 타고 온몸 속을 돌아다니며 각종 염증을 일으킬 수 있다고 경고한 바 있는데요.

따라서 박테리아뿐만 아니라 치주질환으로 씹는 능력을 상실하면 치매에 걸릴 확률이 더욱 높아집니다.

그 이유는 저작 운동이 대뇌피질을 자극하여 뇌에 혈액 공급을 촉진해 뇌세포의 노화를 막을 수 있기 때문입니다.

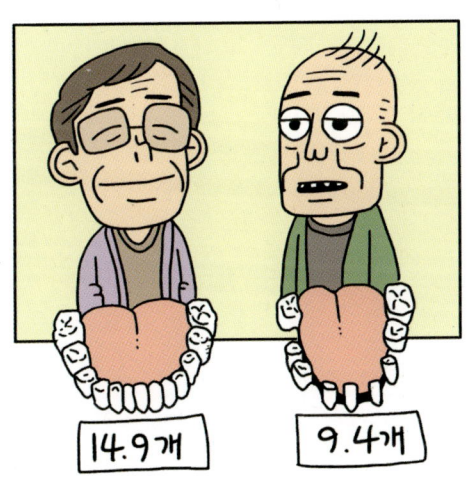

▲ 우리는 똑같은 70세!

일본 도호쿠대 연구팀이 70세 이상 노인 1,167명을 대상으로 치아 상태를 조사한 결과, 건강한 노인 625명은 평균 14.9개의 치아를 보유한 반면, 치매 소지가 있는 55명의 보유 치아 개수는 평균 9.4개에 불과했습니다.

치주질환 치료가 치매를 예방할 수 있습니다.

60세 이상 노인들을 대상으로 한 연구 결과에 따르면, 건강한 치아를 갖고 씹기 운동을 한 뒤에는 기억력이 증가한다는 사실이 입증됐습니다. 바꿔 말하면 치주질환으로 씹기 운동이 잘 안 되는 경우 그만큼 치매에 걸릴 확률도 높아지는 것이지요.

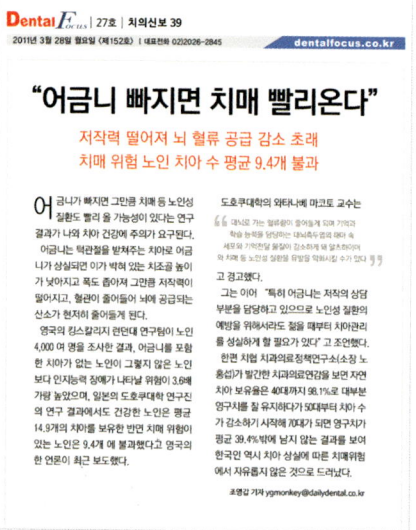

언론에 소개된 기사 ▶

••• 당뇨와 치주질환 •••

성인형 당뇨병이란 혈액 내의 포도당이 정상인보다 농도가 짙어 소변으로 포도당이 배출되는 병입니다.

치아질환 및 잇몸질환으로 씹는 능력이 저하되면 질기지 않은 음식, 즉 섬유질이 없는 음식을 찾게 되는데, 이런 부드러운 음식은 혈중의 포도당과 인슐린 분비를 상승시켜서 나중에는 췌장의 인슐린 분비세포가 제

기능을 하지 못해 당뇨병에 걸릴 가능성이 높아집니다. 따라서 치아와 잇몸 건강을 지키는 것은 당뇨병 예방에도 중요하지요.

미 국립 당뇨병, 소화기, 신장질환 연구소에 따르면 잇몸질환을 가지고 있는 당뇨병 환자는 정상인에 비해, 심장질환과 신장질환으로 사망할 확률이 각각 8배와 5배가 높다는 연구 결과가 나왔습니다.

••• 구강 내의 세균 증가는 성인병의 원인 •••

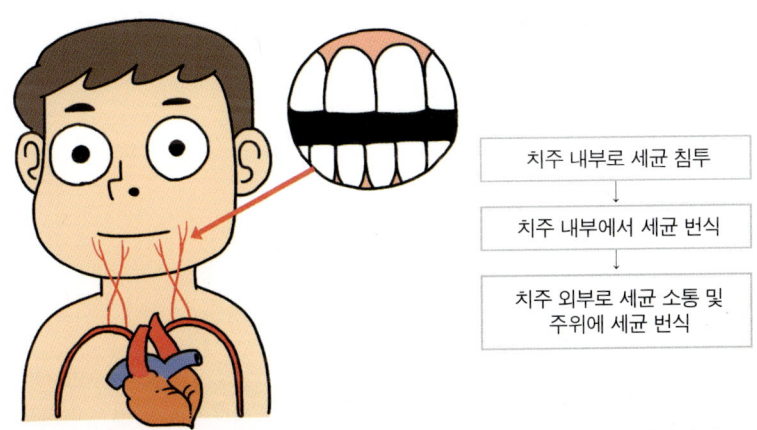

치주 내부로 세균 침투
↓
치주 내부에서 세균 번식
↓
치주 외부로 세균 소통 및 주위에 세균 번식

> 치주질환 치료가 당뇨병 환자의 혈당 조절을 할 수 있습니다!
> 치주 조직의 염증은 혈당 조절에 영향을 미쳐 당뇨병을 악화시키는 원인이 됩니다.

구강 내 세균이 증가되어 골다공증, 심장질환 및 심장마비, 조기출산, 임신질환, 당뇨병, 호흡기질환 등 각종 성인병의 원인이 될 수 있습니다.

―미국 치주학회 경고

••• 조산과 치주질환 •••

치주염이 조산과 유산을 유발한다는 연구 결과도 있는데요. 잇몸질환으로 생기는 독소와 박테리아가 자궁수축을 유발하는 호르몬 분비를 촉진시켜 조산아와 저체중아를 낳게 하는 것이지요. 그렇기 때문에 임신을 계획하는 경우 사전에 잇몸질환 치료는 필수입니다.

미국 치주학과학회에 따르면 잇몸질환이 있는 임신부는 저체중아와 조산아를 낳을 확률이 7배나 높은 것으로 나타났습니다.

치주질환 치료가 조산을 예방할 수 있으므로 결혼을 앞둔 예비신부님들은 치주 치료를 꼭 먼저 받으시는 것이 좋겠지요.

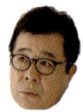 아, 원장님 잇몸병을 우습게 봤는데, 정말 무서운 병이네요.

예, 치주질환(잇몸질환)은 방치하면 다양한 합병증을 일으키는 무서운 질환이 됩니다. 그렇기 때문에 평소 올바른 칫솔질로 구강 관리를 잘하고, 치실과 치간 칫솔을 사용해 음식물 찌꺼기를 잘 제거해 주어야 하며, 정기적인 치과 검진과 스케일링을 통해 플라크와 치석을 제거해 잇몸질환을 미리미리 예방해야 되겠지요.

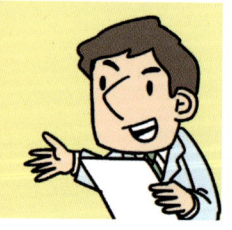

"KBS 〈생로병사의 비밀〉에 소개된 고등학교 2학년 수진이의 사연을 들어보면 잇몸병의 무서움에 대해 더 자세히 알 수 있습니다."

네 번째 이야기

> "고등학교 2학년
> 수진이가 할머니가
> 된 사연"

"치주질환으로
치아를 잃게 되면 외모에도 심각한 변화가 오면서
정신적인 스트레스가 발생하기도 합니다.
이것도 치주질환의 무시할 수 없는 부작용 중 하나이지요."

더욱이 한창 자라날 청소년에게 이런 심각한 치주질환은 정신적 고통을 안겨주기도 합니다. 치주질환은 성인만의 문제가 아니죠. 생각보다 많은 아이와 학생들이 심각한 구강질환을 앓고 있습니다.

KBS 〈생로병사의 비밀〉에 소개된 수진이 이야기

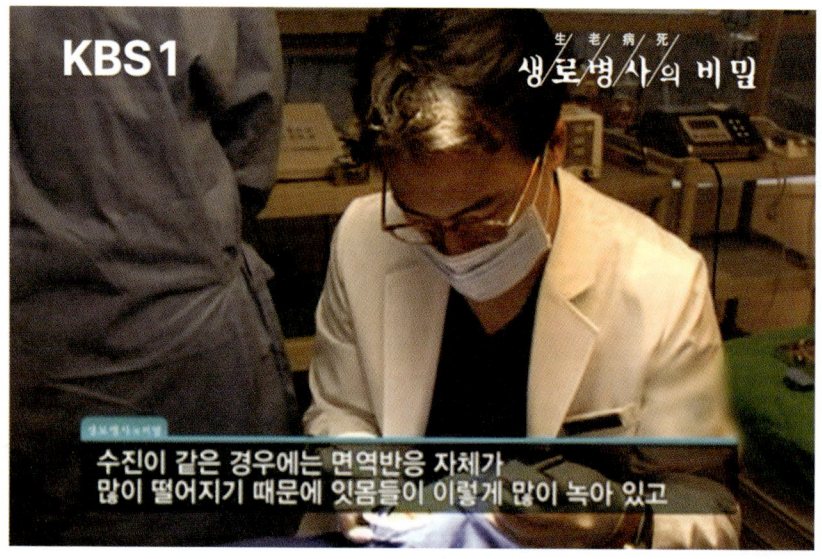

구미에 사는 고등학교 2학년생 수진이가 아버지, 고모와 함께 저희 병원에 찾아왔습니다. 고모님의 말에 따르면 초등학교 때부터 치아가 좋지 않았던 수진이는 중학생 때부터 치아가 점차 흔들

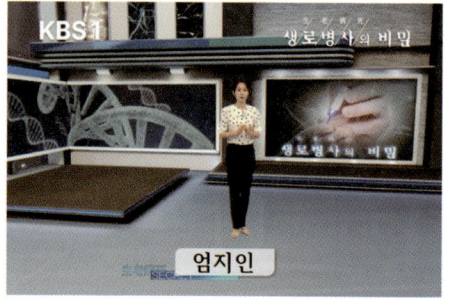

리고 빠졌다고 합니다. 못생긴 치아 때문에 한 번도 아이가 활짝 웃는 것을 보지 못하고 그를 지켜보던 가족 모두 속앓이를 하며 어렵게 생활하던 중에 저에게 찾아온 것이죠.

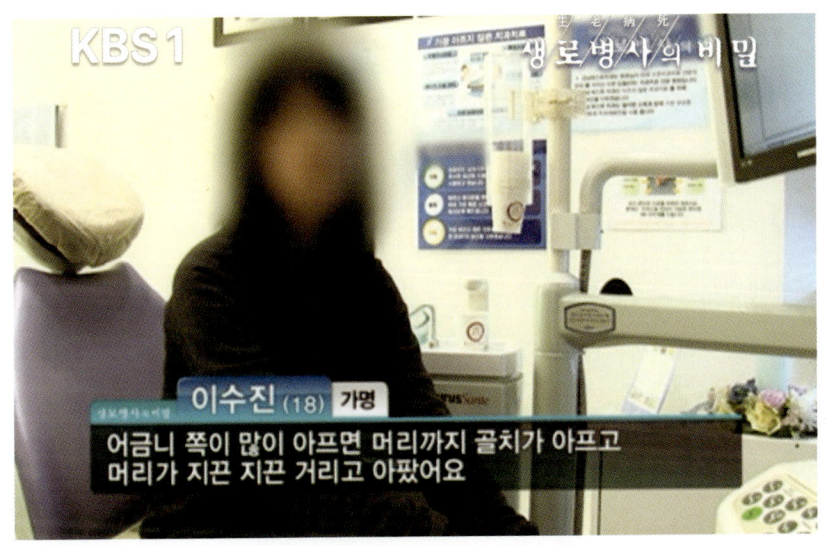

▲ KBS 〈생로병사의 비밀〉 - 치주질환 편

때마침 KBS 〈생로병사의 비밀〉의 제작진이 치주질환에 관한 특집을 만든다고 연락이 와서 촬영 협조를 부탁하기에 수진이의 사례를 소개하게 되었는데, 수진이의 경우 학회에 보고될 정도로 보기 드문 사례로 실제로 일어나는 일이 거의 없는 케이스였지요. 수진이가 방송에 나간 뒤 많은 분들이 치주질환이 정말 무서운 질환임을 알게 되었습니다.

많은 시청자들을 충격으로 몰아넣은 수진이의 상태, 도대체 어느 정도였을까요? 진료실에서 제일 먼저 수진이는 "어금니 쪽이 많이 아프면 머리까지 골치가 아프고, 머리가 지끈지끈거리고 아팠어요!"라며 통증을 호소했었습니다. 입속을 살펴보니 잇몸뼈 자체가 다 녹아 있고 잇몸뿌리와 뼈가 붙어 있는 상태가 아니라 살과 붙어 있는 심각한 상태였습니다. 수진이의 잇몸 상태를 진단한 결과, 유전적 요인으로

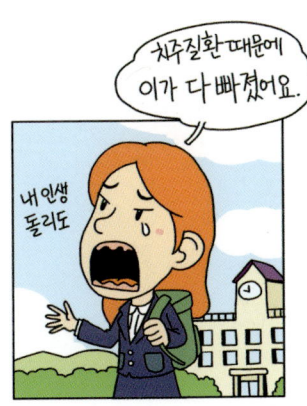

제1장 1,300만 명이 앓고 있는 국민질환, 잇몸병! 39

악화된 고도 치주염이더군요. 아래 사진은 당시 수진이의 사진입니다. 고등학교 2학년 학생이라고는 믿을 수 없을 정도의 구강 상태를 보이고 있었죠.

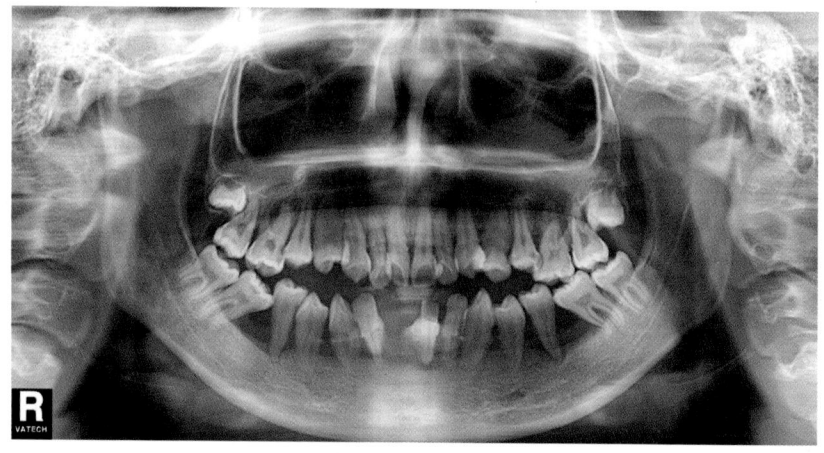

▲ 고교 2학년 수진이의 치아 상태 1

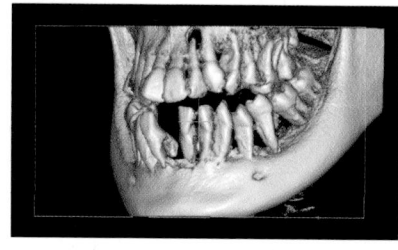

◀ 고교 2학년 수진이의 치아 상태 2

 대부분의 잇몸뼈들이 위의 사진과 같이 많이 꺼져 있었고요. 누가 봐도 수진이의 입안 상태는 60~70대의 노인에게서나 볼 수 있는 구강 상태였습니다. 그렇다면 단단한 치조골이 푸석푸석해질 정도로 수진이의 치아 상태가 빠르게 악화된 이유는 무엇이었을까요?
 똑같이 치주세균이 생겨도 우리 몸의 면역반응 자체가 반응을 해주면 좋은데요, 수진이 같은 경우는 면역반응 자체가 많이 떨어져 있던 것이 가장 근본적인 원인이었습니다.

그래서 잇몸뼈들이 이렇게 많이 녹아 있고 꺼졌던 것이에요. 그리고 무엇보다 수진이를 치료하며 가장 마음이 아팠던 것은 한창 감수성이 예민할 사춘기 소녀가 얼마나 정신적으로 스트레스를 받았을까 하는 점이었습니다.

그동안 수진이는 사람들 앞에서 마음껏 웃지도 못하여, 당연히 친구들과도 잘 어울리지 못했다고 합니다. 또한, 이런 일로 인해 심각한 대인기피증과 우울증으로도 연결될 수 있는 상황이었습니다. 그러나 다행히도 수진이는 방송 이후에 치료를 잘 따라와 주었고, 현재 임플란트 시술을 해서 식사를 하는 데 문제가 없을 정도로 잘 지내고 있습니다.

무엇보다도 의사로서 가장 기쁘고 뿌듯한 것은 수진이가 이제 웃을 때 더 이상 입을 가리지 않는다는 것입니다!

다음은 또 다른 젊은 환자의 사진입니다. 이 사진의 주인공은 35세 남성으로 처음 병원에 내원했을 때 치아가 모두 빠져 있어서 마치 70세 노인의 모습이었죠. 역시 원인은 치주질환이었습니다. 유전적으로 어머니의 치아 상태를 물려받아 스무 살 때부터 하나 둘씩 빠지다가 결국 가족들 손에 끌려 병원에 온 이야기죠. 병원에 오기까지 이 남성은 사회생활에 어려움이 많았다고 합니다. 직장 동료들이나 거래처 사람들과의 관계는 물론 젊은 나이에 여성과 변변한 데이트도 할 수 없었다고 합니다. 지금의 아내와 처음 만나서도 거의 입을 열지 않았고, 두 번째 데이트 때까지도 아내는 그저 말이 없는 사람이려니 했지, 치아 상태가 이럴 줄은 꿈에도 몰랐다고 하네요. 다행히 마음씨 착한 지금의 아내를 만났으니 망정이지요. 게다가 '여자 친구를 사귈 수 있을까', 또 '결혼은 할 수 있을까' 하며, 젊은 날을 얼마나 속앓이하며 보냈을까요?

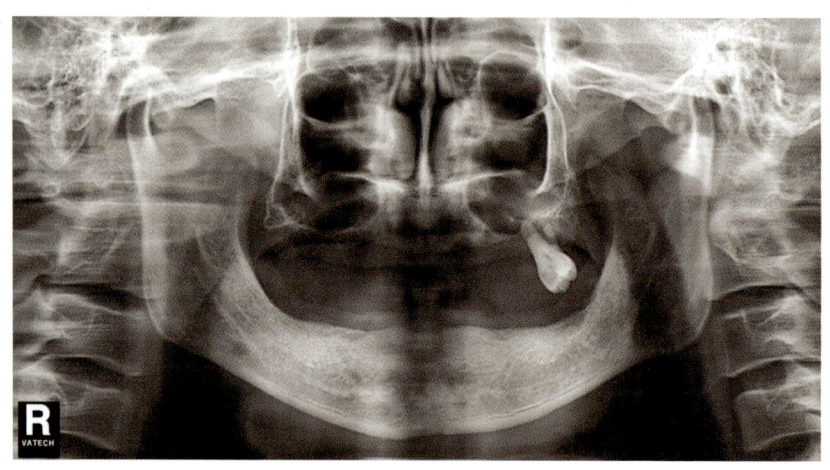

▲ 모든 치아가 발치된 35세!!! 남성의 사진

위 두 환자의 사례는 두 가지 사실을 분명히 말해줍니다. 첫째, 나이와 치아의 상태는 비례하는 것이 아니며, 둘째, 치주질환은 전신질환 및 심각한 정신적 스트레스, 그리고 우울증의 원인까지도 될 수 있다는 점이죠.

여러분! 치주질환을 방치하면 안 되는 이유, 이제 더욱더 분명해지셨죠?

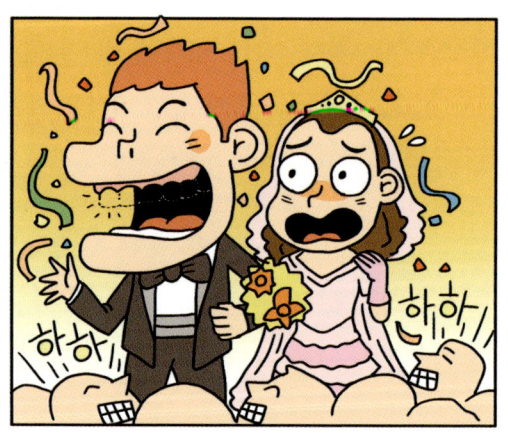

▲ 새신랑이 틀니를 끼고 있었다!

장혁진 원장의 advice & 치과와 친해지세요!

1. 치아, 더 이상 닦지 마세요!

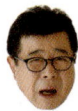

엥? 치과의사가, 게다가 임플란트 전문가가 이를 닦지 말라니요? 원장님! 이게 무슨 말씀이신가요?

무슨 소리를 하나 하시겠지만 사실이에요. 우리 입안에는 크게 2종류의 세균이 있습니다. 바로 충치를 일으키는 세균과 치주질환을 일으키는 세균인데요. 이 2가지 세균은 특이하게도 같이 살지 못합니다. 다시 말해, 입안에 치주질환 세균이 많은 사람은 충치의 원인인 세균은 적습니다. 반대로 충치 세균이 많은 사람은 치주질환을 일으키는 세균이 적습니다.

실제로 병원에 오시는 환자를 보면 치주질환이 심각한 분들일수록 치아는 충치 없이 깨끗한 분들이 많습니다.

나이가 듦에 따라 이와 같은 치주질환을 일으키는 세균은 점차 증가하고 충치를 일으키는 세균은 점차 줄어들게 되는데……, 실제로 연세가 있으신 분들 중에 충치로 고생하시는 분은 거의 없습니다.

하지만 대부분이 구강건강을 관리하실 때 치아만 열심히 닦다 보니 정작 중요한 치주질환은 계속 악화하고, 오히려 치아가 마모되는 경우가 많습니다. 치아가 마모되니 시린 증상만 더욱 심해지는 것이지요.

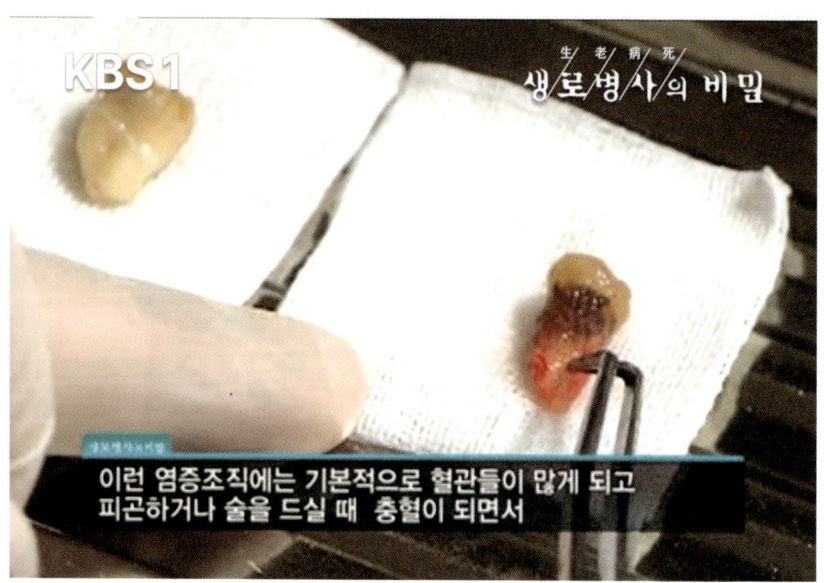

▲ 치주질환으로 발치한 치아의 사진

　치아의 뿌리까지 달라붙어 검게 보이는 것이 치석입니다. 이와 같은 세균덩어리인 치석이 치아 표면에 붙어 있기 때문에 치아 주변의 뼈가 녹아 내리는 것이죠.
　치석을 제거하는 스케일링을 미리, 자주 해주시는 것만으로 얼마든지 이와 같은 상태까지 이르지 않도록 할 수 있습니다.
　일단 이와 같은 치석이 생겨버린다면 칫솔질로는 더 이상 해결이 불가능하며, 오직 치과에서 근본적인 치료를 해야만 합니다. 따라서 연세가 있으신 분들은 치아를 닦는 것이 아니라, 잇몸을 닦아서 치아 주변에 음식물 찌꺼기가 남지 않게 미리미리 관리해주시는 것이 중요합니다.

2. 치과와 친해지세요!

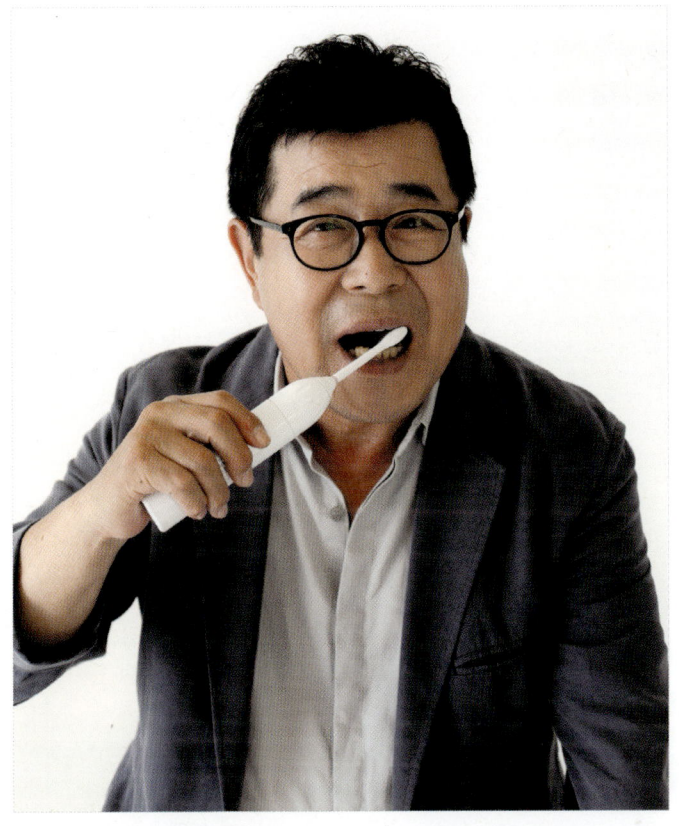

치주질환을 예방하려면 무엇보다 치과, 그리고 치과의사와 친해져야 합니다. 앞에서 얘기했지만, 치주질환 증상은 소리 없이 찾아오기 때문에 증상이 나타나서야 치과를 찾으면 이미 늦습니다.

치주질환은 충치보다 훨씬 더 위험하며, 충치는 최악의 경우 해당 치아 한 개만 뽑으면 되지만, 잇몸병은 치아 한 개를 뽑는 수준으로 끝나지 않는 경우가 많기 때문입니다.

꼭 잇몸병이 아니더라도 치아는 한 번 손상되거나 손실되면 회복이 어렵지요.

따라서 평소에 6개월~1년에 한 번씩 스케일링 등 정기적인 검진으로 다양한 치과질환을 예방하고, 지금의 건강한 치아를 유지하는 것이 가장 중요합니다.

치과와 친해지려면 어렸을 때부터의 습관이 중요합니다. 아이에게 이 닦는 습관을 길러주기 위해서 엄마, 아빠가 이를 닦는 모습을 자주 보여주면 효과가 있듯이, 부모님들이 아이를 데리고 치과에 자주 가는 것도 어렸을 때부터 치과와 친해지게 하는 한 방법이 될 수 있죠.

특히, 부모가 치주질환이 있는 경우 아이에게도 유전될 가능성이 높으므로 아이가 치과와 친해질 수 있도록 신경을 써야 합니다.

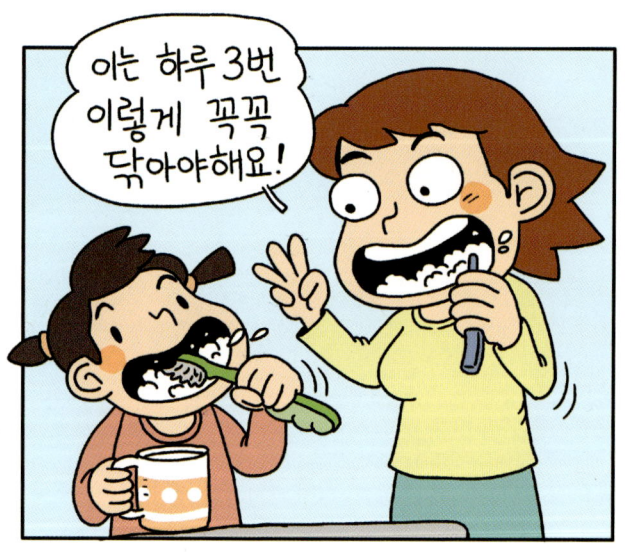

▲ 억지로 닦게 하는 것보다 직접 보여주는 것이 좋습니다.

제2장

임플란트, 절대 하지 마세요!

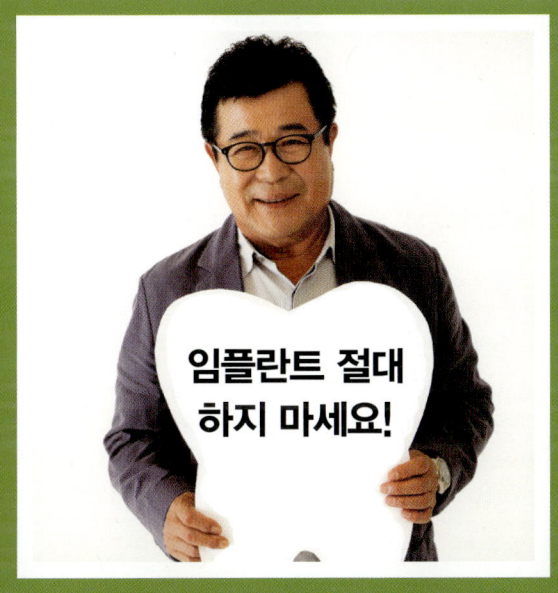

음식을 잘 씹고 맛보며 즐긴다는 것은 단순한 식사가 아닌
그 이상의 의미를 지닙니다. 그러기에 자신의 치아를 잘 관리하고
유지한다는 것은 건강한 삶의 기본이며 삶의 질을
높이는 데 가장 중요한 일입니다.
임플란트는 참 좋은 치료 방법이긴 하지만,
아무리 좋은 임플란트도 자신의 치아만은 못합니다.

1. 가능한 한 자기 치아를 살려라

잇몸병, 우습게 봤는데 가만 놔뒀다가는 큰일 나겠네요. 앞으로 조심해야겠어요. 원장님 이야기를 들으며 공부하면 할수록 마음이 급해지는데… …, 빨리 임플란트해서 건강한 치아로 식사하고 싶어요.

아니요. 임플란트만이 능사가 아닙니다.
임플란트 절대 하지 마세요.

아니, 원장님! 왜요? 여기 임플란트 전문 병원 아닌가요? 소문 듣고 임플란트 치료를 하러 왔는데 절대 하지 말라니요. 임플란트를 200,000개 이상 시술하셨다는 분이 이제 와서 무슨 말씀이세요?

네, 무슨 말씀인가 하실 텐데요. 가능하면 자신의 치아를 살리는 것이 좋다는 것이지요. 지금부터 본인의 치아를 살리는 것이 왜 중요한지 말씀드릴게요. 다 들어보시고 판단하셔도 늦지 않습니다.

첫째, 자기 치아는 문제점이 생겼을 경우 알람 기능을 합니다.
둘째, 씹는 감각이 있습니다.
셋째, 씹는 맛을 압니다.
넷째, 자기방어 능력이 있습니다.

자기 치아는 치주염이 생기거나 어떤 문제점이 생기는 경우 통증이나 부기, 출혈 등으로 자기 자신에게 신호를 보냅니다. 그러나 임플란트는 이와 같은 자기방어 기능이 떨어질 뿐 아니라, 실제로 임플란트 시술 후 문제가 있는 경우에도 아무런 증상이 없다가 임플란트가 다 손상된 후에나 알게 되어 병원에 오시는 경우가 많죠. 따라서 자기 치아를 살리는 것이 치아 건강을 유지할 수 있는 가장 좋은 방법입니다.

"임플란트가 좋은 치료이긴 하지만, 틀니나 보철 등 과거의 치료 방법보다 좋다는 것이지, 살릴 수 있는 자신의 치아보다 결코 좋다는 것이 아닙니다!!"

요즘 치아를 너무 쉽게 포기하는 경향이 의사나 환자분 모두에게 있는 것 같습니다. 논문에 따르면, 자연치아의 사회·경제적 가치는 개당 5,000만 원에 달한다고 합니다. 이는 전체 치아의 개수 28개로 따져보았을 때 14억 원의 가치로 환산되며 실제로는 그 이상의 가치가 있습니다. 많은 분들이 자녀에게 보험을 들어주시는데, 어릴 때부터 철저히 구강 관리만 잘해주신다면 14억 원짜리 보험을 드는 것과 같은 효과라고 생각하시면 됩니다. 자신의 치아는 너무도 소중한 것입니다.

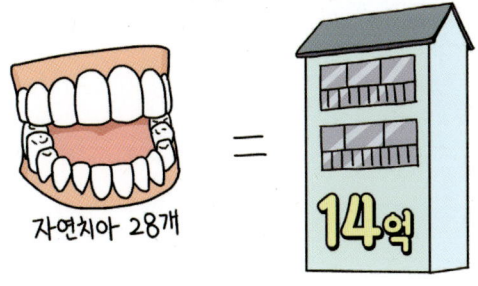

자연치아 28개의 가치는?
어렸을 때부터의 구강 관리는
14억 원짜리 보험에 드는 것과 같다.

••• 자기 치아를 살리자 •••

임플란트는 90% 가까이 자신의 치아 기능을 대체하며, 심미적인 면까지 대체가 가능합니다. 하지만 부모님이 주신 자기 치아에는 임플란트가 가지지 못하는 우수한 기능들이 너무도 많습니다. 실제로 치주질환의 치료를 통해서 많은 치아를 살릴 수 있으며 치아가 좋을 때부터 정기적인 검진을 통해 지속적으로 관리한다면 자신의 치아를 빼지 않고도 건강하게 유지할 수 있지요.

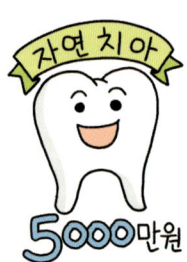
치아 한 개의 경제적 가치는 5,000만 원!

자신의 치아를 살리는 방법

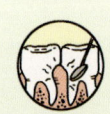 ① 환자의 치아 상태 진단

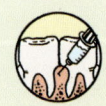 ② 치아 및 치주질환 치료: 치근단 절제 시술, 치주 치료, 신경 치료, 치아 기둥 식립 등 다양한 방법을 통해 치아 기능의 회복

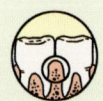 ③ 치아 주위 조직 형성 및 잇몸 재생 치료

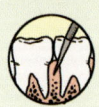 ④ 레이저 치주 치료

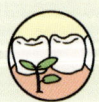 ⑤ 다양한 시도와 노력을 통해 치아를 살릴 수 있도록 해보고 정말 가능성 없는 치아만 발치 후 임플란트

치료로 치아를 살린 사례

- **뿌리 끝에 염증이 있는 치아를 살리기**

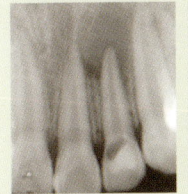 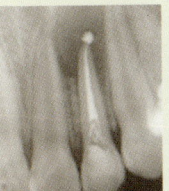 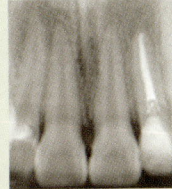

뿌리 끝에 염증이 있는 치아가 발치할 정도의 상태였지만, 신경 치료를 통해서 발치하지 않고 쓰실 수 있도록 한 상태입니다.

- **충치가 있는 치아 살리기**

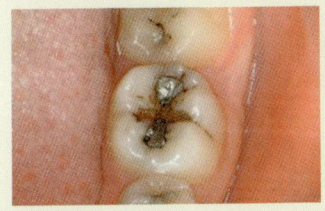 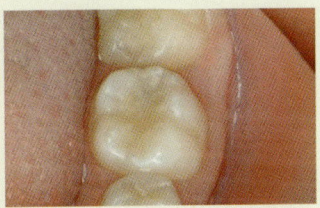

- **금이 간 치아 살리기**

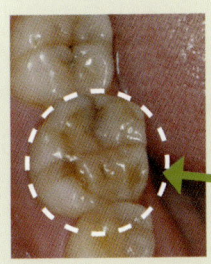

육안으로는 보이지 않으나 실제로는 금이 가서 발치를 해야 할 정도의 치아 상태였습니다.

금이 간 부분

- **치경부 마모증(Cervical Abrasion)이 있는 치아 살리기**

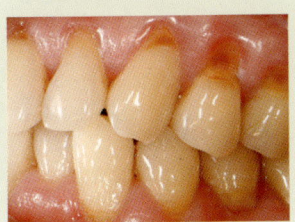 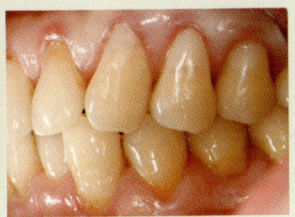

2 임플란트하기 전에 치주질환 치료 먼저!

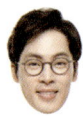 내 치아를 살린다면 저도 더 바랄 게 없죠. 그런데 살리지 못할 치아라면 하루라도 빨리 임플란트를 하는 게 시간을 절약하는 방법 아닌가요?

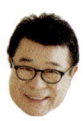 치아 상태가 나빠서 자기 치아를 살리지 못하고 끝내 임플란트를 해야 하더라도 치주질환 치료가 먼저입니다.

치주 치료를 먼저 하면 뭐가 좋은 건가요?

비 온 뒤에 땅이 굳듯이 지금 잇몸이 좋지 않아서 흔들거리던 치아들도 치주 치료를 하고 나면 흔들거리는 것을 줄일 수 있습니다. 다시 말하면, 지금 현재 빼야 되는 것처럼 보이는 치아들도 잇몸을 먼저 치료하면 살릴 수 있다는 것이지요.

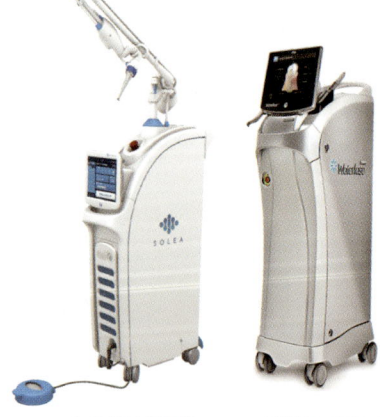

▶ CO2 레이저, 물방울 레이저 :
  치주 치료를 위한 전문 레이저

▲ CO2 레이저 ▲ 물방울 레이저

••• 임플란트하기 전, 치주질환 치료가 먼저인 이유 •••

1. 발치하는 치아 개수를 줄일 수 있습니다.
치주 치료를 받게 되면 실제로 붓고 흔들거리던 치아들이 고정되어 단단한 것을 씹을 수 있게 되므로, 치아를 발치하지 않고 치아의 수명을 연장할 수 있습니다.

2. 임플란트 개수를 줄일 수 있습니다.
발치되는 치아의 수가 줄어드니 당연히 심어야 하는 임플란트의 개수도 줄어듭니다.

3. 치료 비용이 감소합니다.
임플란트의 개수를 줄일 수 있으니 치료 비용 또한 줄일 수 있습니다.

4. 발치 후 염증과 통증이 감소합니다.
치주 치료 후에도 살릴 수 없는 치아를 어쩔 수 없이 발치한다고 하더라도 발치 후에 염증과 통증을 줄일 수 있습니다. 실제로 염증 치료를 하지 않고 치아를 발치하면 발치 후에 붓고 통증이 생기는 경우가 많이 있기 때문입니다.

5. 임플란트의 수명을 늘릴 수 있습니다.
무조건 치아를 빼고 임플란트를 하게 되면 남아 있는 치아들의 치주염이 임플란트에 나쁜 영향을 주어 염증이 생길 수 있습니다.

> "무조건 임플란트를 하지 마시고 꼭 치주 치료를 먼저 하세요!"

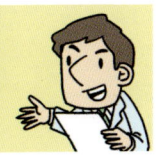

3 치주질환, 어떻게 치료할 것인가?

치주질환은 잇몸의 염증이 연조직에만 국한되어 있으면 간단한 치료로도 회복이 가능하지만, 일반 치주질환이 발생하여 치조골이 손실되면 원래 상태로 회복은 불가능합니다. 상실된 뼈 조직은 재생하기 어렵기 때문인데요. 따라서 치주질환 치료는 정상으로 회복시킨다기보다는 질환의 진행을 정지시키고 치조골이 더 이상 손실되지 않게 하는 데 중점을 두고 있습니다.

••• 치주질환의 다양한 치료 방법 •••

치주질환의 치료 방법은 원인 제거를 기본으로 하며, 그 방법은 개개인의 치주질환 정도에 따라 단계적으로 달라집니다.

치주 치료는 어려운 것이 아닙니다!

> **치주 치료의 2가지 큰 목표**
> 1. 구강 내 염증을 깨끗이 제거한다.
> 2. 구강 내에 음식물 찌꺼기가 남지 않는 환경을 만든다.

치주건강 단계별 자가진단법

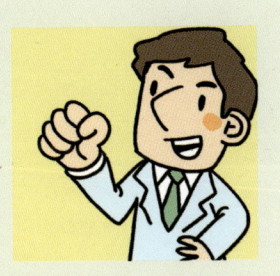

· 1단계_ 치은염

잇몸에 국한된 염증이 자주 나타난다.
양치 시 잇몸에 피가 난다.
입안에서 냄새가 난다.
잇몸의 색이 붉게 변한다.
: 스케일링과 올바른 칫솔질로 회복 가능하다.

· 2단계_ 초중기 치주염

염증이 잇몸을 넘어 치주조직까지 진행된다.
피곤하면 잇몸이 붓고 근질근질하다.
이가 시리다.
거울로 봤을 때 잇몸이 전체적으로 내려가 보인다.
: 치과에서 잇몸질환과 관련된 치료를 받으면 대부분 치아를 살릴 수 있다.

· 3단계_ 말기 치주염

40대 이상에서 많이 관찰된다.
치아가 흔들린다.
딱딱한 음식을 씹지 못한다.
잇몸에서 고름이 나온다.
치아의 위치가 변한다.
: 다수의 치아를 발치하고 임플란트 시술을 받아야 한다.

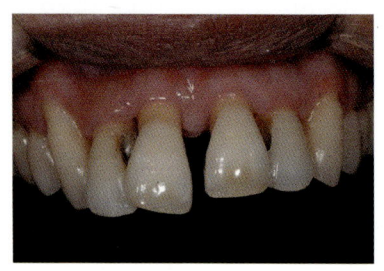
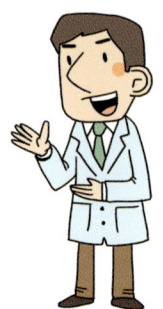

▲ 치주질환으로 치아가 흔들리고 치아 사이가 벌어진 사진

" 이렇게 되니 당연히 시리고 식사를 하실 수 없습니다. 치주질환을 치료하려면 다음과 같이 다양한 방법이 있습니다. "

치주 치료의 종류

1단계 - 스케일링
2단계 - 큐렛 (의료보험 적용)
3단계 - 치주 시술 (의료보험 적용)
4단계 - 보조요법

1단계 | 치석 제거 (스케일링) – 스케일링은 많은 분들이 아시는 대로 초기에 생긴 잇몸 염증을 치료하는 것이지요.

스케일링은 치아 표면, 치아 사이에 부착된 치태, 음식물 찌꺼기와 치석 등을 초음파 기구로 제거하는 방법을 말합니다. 심하지 않은 잇몸 염증은 대개 스케일링만으로도 치료가 가능하지요. 다만, 스케일링으로 치아 주변은 깨끗 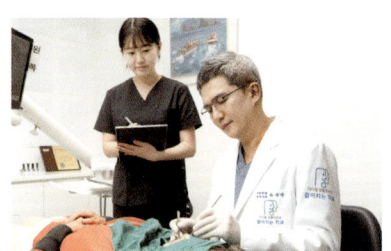 해지지만 잇몸 안쪽의 치석까지 완전히 제거하기는 어렵습니다. 따라서 잇몸 염증이 진행되어 치조골까지 염증이 있을 때는 스케일링 다음 단계의 잇몸 치료를 받아야 합니다.

2단계 | 잇몸 염증과 초기 치주염 치료 (치주 소파술 or 치근 활택술)
큐렛은 쉽게 말해서 '마취하고 진행하는 스케일링'입니다.

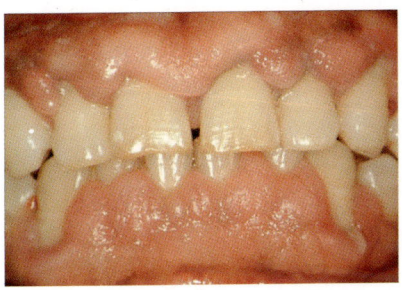 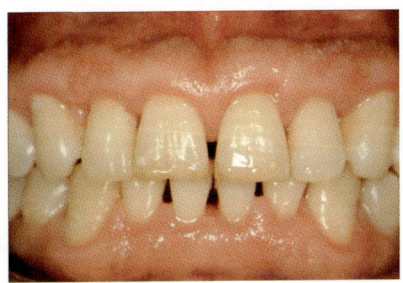

잇몸 염증이 더 깊게 진행됐을 때는 스케일링 후에 치주 소파술을 받아야 합니다. 치주 소파술은 잇몸을 마취한 뒤 '큐렛'이란 기구를 이용하여 잇몸 속의 치아 뿌리 깊숙한 곳까지 침투한 치태, 치석과 염증 조직을 제거해 치아 뿌리의 표면을 매끄럽게 해주는 것으로, 대부분의 잇몸 염증과 초기 치주염은 이런 치료만으로도 호전이 되지요.

3단계 | 중증 이상 치주염의 치료 (치주 시술)
치주 시술은 아주 고도의 치주질환의 경우에 시행합니다.

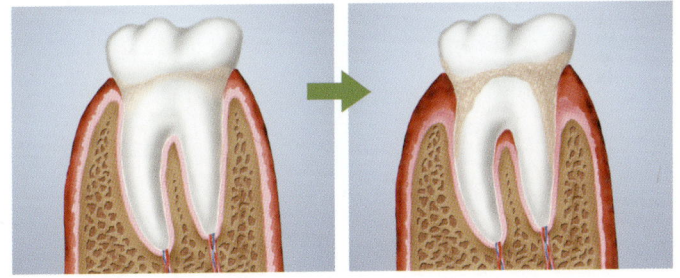

치조골이 많이 소실될 정도로 치주염이 진행됐을 때는 잇몸 시술을 해야 합니다.

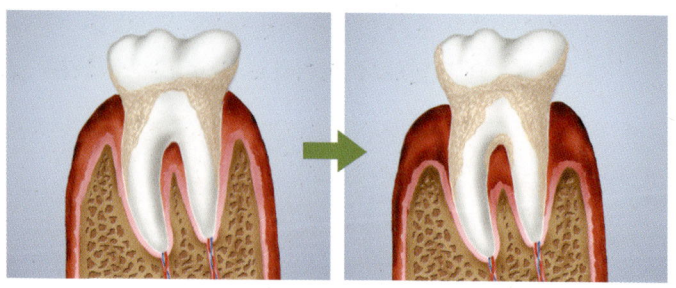

　잇몸 시술은 해당 부위 잇몸을 마취하고 절개한 후, 깊은 곳의 치석과 염증 조직 등을 직접 눈으로 확인하면서 제거해주는 치료인데요.

　상당히 진행된 치주병에서는 치조골의 파괴가 심하거나 이뿌리의 해부학적인 형태로 인하여 기구가 쉽게 접근하기 어려워 촉감에 의존하는 '치근 활택술'만으로는 침착들을 완벽하게 제거하기가 어렵죠. 그러므로 이와 같은 잇몸 시술을 함으로써 병적으로 깊어진 치조골이 더 심하게 파괴되는 것을 예방할 수 있습니다.

　잇몸 시술은 때로 치조골을 이식하거나 잇몸 조직이 되살아나도록 하는 치료를 포함하기도 하나, 그 적용은 다소 제한적입니다.

　요즘은 기계적인 기구만 사용하는 게 아니라 잇몸 치료에도 레이저가 도입됐습니다. 저는 2단계인 '큐렛(마취하고 하는 스케일링)' 방법을 주로 진행하면서 레이저 잇몸 치료를 병행하는 것을 선호하고 있는데요, 그 이유는 치주 시술을 하게 되면 아무래도 부기와 출혈, 통증이 동반될 수밖에 없기 때문입니다.

4단계 | 항생제 투여

4단계는 기계적인 치주염 치료의 보조요법입니다.

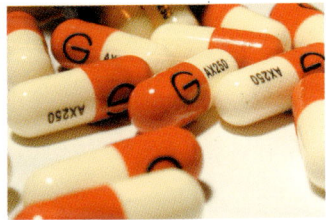

치주질환 치료의 목표는 그 원인인 세균을 제거하는 것에 있습니다. 동시에 염증을 줄이고 치주 조직의 파괴에 관여하는 효소들의 작용을 억제하는 것에 있지요.

즉, 잇몸 조직이나 치조골의 파괴를 억제하고 치조골의 생성을 돕는 약물들은 치주질환에 대한 치료 약물로서의 기능을 할 수 있습니다.

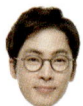 시중에 나와 있는 다양한 약제들의 효능이 위와 같은 기능에 의한 것입니다.

치태와 치석을 제거하는 비외과적 치주 치료와 동시에 치주낭의 깊이를 줄이는 외과적 치주 치료로 치주질환의 대부분이 개선되지만, 특정한 상황에서는 항생제를 투여한 치료를 병행함으로써 치료 효과를 높일 수 있지요.

항생제 투여 경로는 전신적 투여와 국소적 투여 방법이 있습니다.

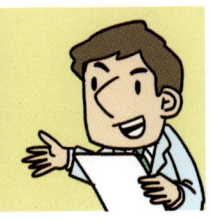

실제로 많은 분들이 복용하시는 인사돌이나 이가탄 같은 약도 낮은 농도의 항생제 역할을 하는 부분이 있다고 보셔도 됩니다.

4. 씹고, 뜯고, 맛보고, 즐기고?
잇몸약, 치주질환 치료약이 아니다!

잇몸약, 말이 나와서 말인데요, 제 주변 사람들을 보면 잇몸이 아프면 치과에 오기 전, 잇몸약으로 대신하는 경우가 많거든요. 잇몸약을 먹는 것도 치주질환을 치료하는 방법 아닌가요?

시중에서 파는 잇몸약은 치주질환 예방약이지 치료약이 아닙니다. 이미 치주질환이 생긴 뒤 잇몸약을 먹는 것은 아무 소용이 없습니다. 그런데 많은 사람들이 잇몸약을 치료약으로 생각하고 드시다가 상태가 심각해져서 뒤늦게 치과에 오시곤 하지요. 일단 치주질환이 진행 중이라면 치과에 와서 치료받는 것이 급선무입니다.

"씹고, 뜯고, 맛보고, 즐기고!"라는 CF광고 멘트가 있는데, 정말 치아가 안 좋으신 분들에게는 이보다 더 가슴에 와 닿는 문구가 있을까요?

잇몸약들에만 의존하면 안 되는 이유

병원에 내원하시는 많은 분들이 문의하시는 것들 중의 하나가 "인사돌, 이가탄 등의 잇몸약이 잇몸 건강에 도움이 되는가?"에 관한 것입니다. 결론부터 말씀드리면 인사돌, 이가탄 등의 잇몸약은 좋은 약임에는 틀림없습니다.

또한, 치주 치료와 더불어 이러한 약물들을 병용함으로써 치주 치료의 효과를 더욱 높일 수는 있는 부분이 있는데요.

하지만 문제는 많은 분들이 여러 가지 이유로 치과에 내원하지 않으시면서 약에만 의존하시다가 병을 더 키워서 오시는 분들이 많다는 사실입니다.

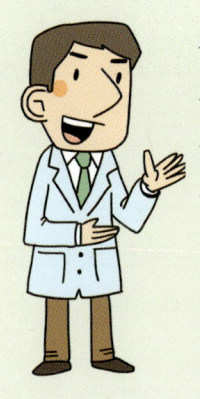

시중에 판매되고 있는 잇몸병 치료제들은 잇몸병 치료를 돕는 목적은 같으나, 이 약물이 치주질환을 일으키는 세균들을 직접 완벽히 죽이거나 제거하는 치료 효과는 없다는 것입니다. 잇몸약은 예방약이며 질환이 더 진행되는 것을 미약하게 막아줍니다. 따라서 근본적인 잇몸 치료는 병원에서 치료를 받으셔야 합니다.

컴퓨터 분석 임플란트 치료 사례

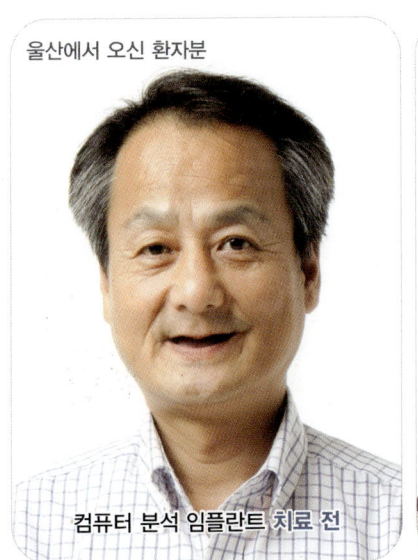

울산에서 오신 환자분

컴퓨터 분석 임플란트 치료 전

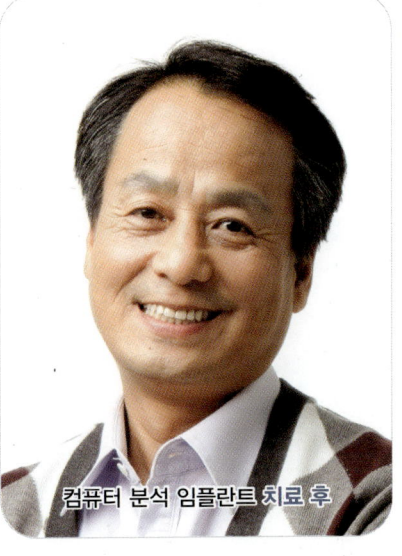

컴퓨터 분석 임플란트 치료 후

장혁진 원장의 advice & 내 나이에 맞는 치아 개수를 챙겨라!

1. 치약 이름이 2080인 이유

　모 치약회사의 히트 상품인 '2080치약'! 막상 2080의 뜻이 무엇인지 아는 사람들은 많지 않습니다. 치아의 개수는, 사랑니를 제외하고 28개의 치아가 정상적입니다.

　위턱에 14개, 아래턱에 14개가 있는 것이 정상이나, 이 중 8개의 치아가 치주질환이나 기타 다른 질환으로 발치되어도 20개 정도의 치아만 있으면 어느 정도 음식을 씹는 것이 가능합니다.

　"건강을 유지하기 위해서는 80세까지 최소 20개의 치아를 가질 수 있도록 유지하자라는 의미입니다."

2. 나이에 따른 치아의 개수

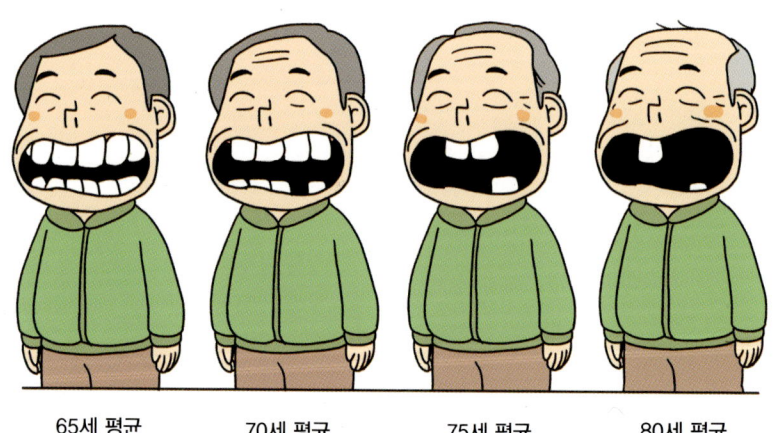

65세 평균
잔존치아 12개

70세 평균
잔존치아 8.3개

75세 평균
잔존치아 2.5개

80세 평균
잔존치아 1.9개

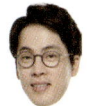 골고루 영양소를 섭취하시기 위해서는 다양한 식사를 맛있게 먹는 것이 중요하지요.

하지만 "평균 수명 79세를 기준으로 봤을 때 우리나라 노인들은 무려 14년 동안 먹고 싶은 음식이 있어도 바라만 볼 수밖에 없다고 합니다."

| 김치를 우습게 보지 마세요! |

'치아 개수에 따라 먹을 수 있는 음식이 달라집니다.'

병원에 내원하시는 많은 분들이 "나는 식사하기 힘든데, 김치도 못 먹을 정도입니다.", "제발 김치라도 좀 먹게 해주세요."라고 하십니다. 이처럼 많은 분들이 김치를 드시기 쉬운 음식이라고 생각하시는데 실제로 그렇지 않습니다. 김치, 특히 배추김치 같은 음식은 섬유질이기 때문에 치아가 좋은 상태가 아니면 상당히 드시기 어려운 음식 중의 하나이지요.

실제로 배추김치를 제대로 드시기 위해 최소 12개의 치아는 있어야 하지만, 그나마도 어금니 부분이 많이 남아 있어야 하기 때문에 실제로 치주질환이 있으신 경우에는 이와 같이 섬유질 음식을 섭취하지 못하게 됩니다.

> **섬유질 음식을 섭취하지 못한다면?**
> - 당뇨 등 식이요법을 꼭 해야만 하는 질환들이 더 심해집니다.
> - 영양 불균형이 올 수 있습니다.
> - 변비 등 배설장애가 올 수 있는 등의 문제가 나타날 수 있습니다.

| 음식을 먹기 위해 필요한 최소 개수의 치아 |

다음의 음식을 드시기 위해서 필요한 최소한의 치아 숫자입니다.

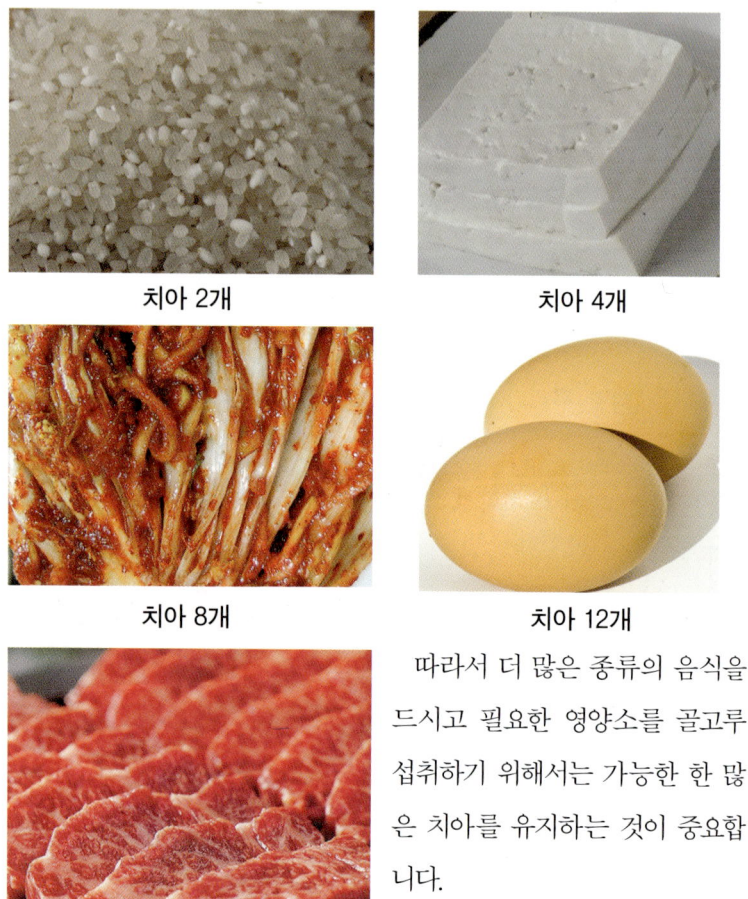

치아 2개

치아 4개

치아 8개

치아 12개

치아 18개

따라서 더 많은 종류의 음식을 드시고 필요한 영양소를 골고루 섭취하기 위해서는 가능한 한 많은 치아를 유지하는 것이 중요합니다.

제3장

당신이 궁금한 임플란트의 모든 것

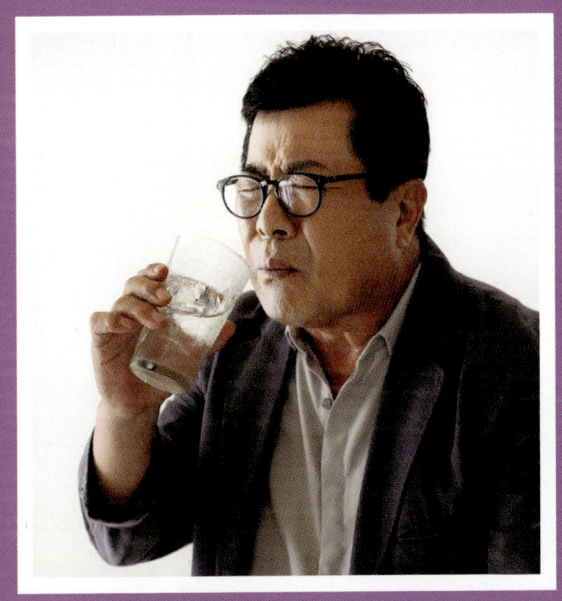

과거에는 불편한 틀니를 벗어버릴 수 있다는 이유만으로
긴 치료 기간과 통증을 견뎌왔습니다.
이제 더 이상 견디지 않으셔도 됩니다.
더 빨리, 더 편안하게, 통증 없이 임플란트 치료를
당일에 아픔 없이 치료할 수 있습니다.

며칠 후 탤런트 백일섭 님이 다시 병원을 찾아오셨습니다. 그동안 치주질환 치료는 순조롭게 됐고, 생각했던 것보다 상태가 많이 좋아졌다며 한층 밝아지셨는데요.

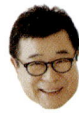 원장님, 저 또 왔습니다. 오늘 좋은 소식을 알려주신다고요?

네, 그동안 치료하시느라 고생 많으셨죠? 치주질환 치료가 어떻게 됐는지 결과를 설명드리려고 합니다. 자, 여기 사진을 보시죠. 이 사진은 다른 분의 사진이지만, 실제로 백일섭 님의 현재 상태처럼 치주 치료 후에 좋아진 모습입니다.

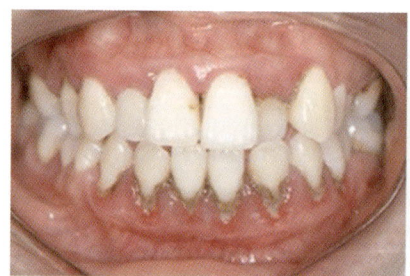 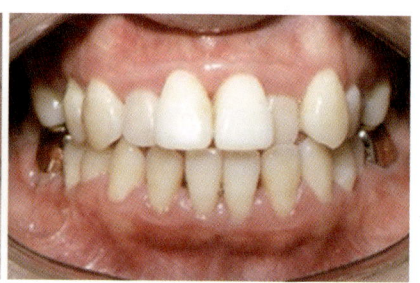

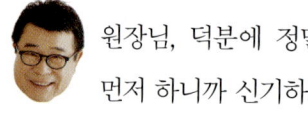
▲ 치주질환 치료 전   ▲ 치주질환 치료 후

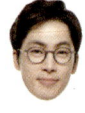 원장님, 덕분에 정말 치주질환이 많이 좋아졌네요. 잇몸 치료를 먼저 하니까 신기하게도 입속이 많이 건강해진 것 같습니다. 이럴 줄 모르고 그냥 이를 뺐다면 평생 후회로 남았을 텐데 말이죠.

제 말대로 치아를 다 안 빼도 되죠? 이제 살릴 치아는 다 살렸으니 정말 살릴 수 없는 치아의 임플란트 계획을 짜보도록 하죠.

잇몸 치료를 제대로 해서 임플란트 개수를 확실히 줄일 수 있습니다. 임플란트는 가능한 한 안 하시는 것이 좋지만, 정 안 되어서 어쩔 수 없이 치아가 빠지게 된 부분에는 임플란트가 들어가야 합니다.

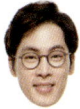 고맙습니다, 원장님. 잇몸 치료도 잘됐고 발치할 치아 수도 줄어들었는데, 그냥 그것만 빼고 임플란트는 안 하면 안 될까요? 아니면 수술을 조금 미뤘으면 하는데……．

발치해야 하는 치아는 빨리 발치하시는 것이 좋습니다. 발치하면 빨리 임플란트를 심어야 하는데, 이유는 다음과 같습니다.

컴퓨터 분석 임플란트 전후 사례

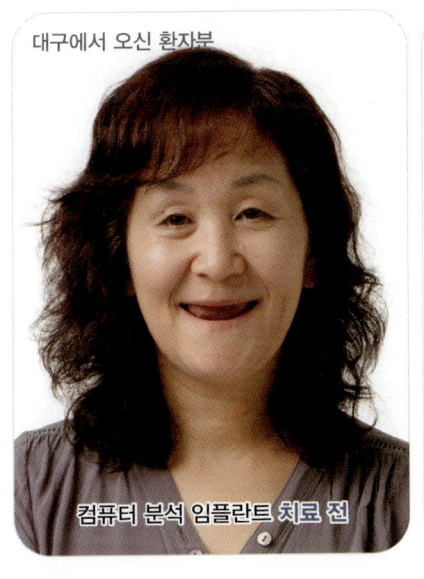

대구에서 오신 환자분

컴퓨터 분석 임플란트 치료 전

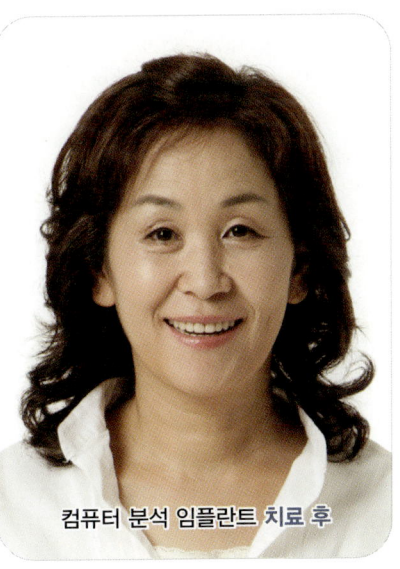

컴퓨터 분석 임플란트 치료 후

1 발치 후 임플란트를 빨리 해야 하는 이유

"치아가 움직여서 치아 배열이 엉망이 됩니다."

치아가 빠지면 빈 공간이 생기죠. 그 공간 때문에 다른 치아들이 힘을 잃고 움직이게 됩니다. 그러면 당연히 주변 치아들의 배열이 흐트러지고, 결국 전체 치아 배열이 엉망이 되어 나중에 임플란트를 하고 싶어도 심을 공간이 나오지 않습니다.

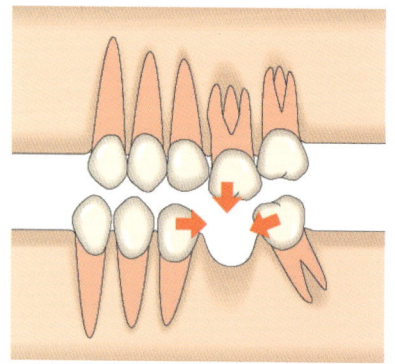

발치가 된 후의 변화

••• 빠진 치아를 그대로 둔다면? •••

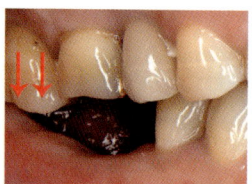

상실치아의 마주 닿는 치아가 내려앉아 치열이 변형되었습니다.

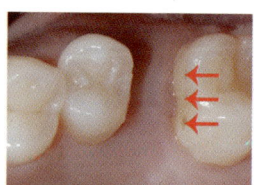

빠진 치아 사이로 인접치가 이동했습니다.

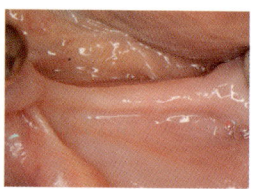

치조골이 흡수되어 잇몸이 내려 앉았습니다.

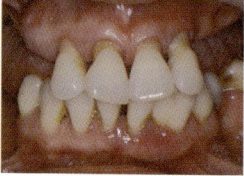

치아의 불균형이 옵니다.

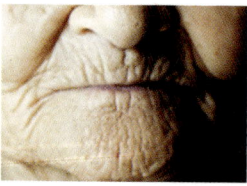

실제보다 나이가 더 들어보입니다.

음식을 씹지 못해 소화 기능이 떨어지게 됩니다.
자연스러운 미소를 잃게 됩니다.
마음이 힘들어집니다.

일반적으로 치아를 발치하고 6개월 내로 정상적인 잇몸뼈 상태의 60% 이상이 소실됩니다.

치아가 상실된 부위 또는 치주질환이 진행된 상태의 치아를 발치하게 되는 경우, 치조골이 흡수되어 얇아지거나 폭이 좁아지게 됩니다.

치아를 발치한 부분의 양쪽 치조골이 산사태처럼 같이 무너지게 되는 것이지요. 즉, 잇몸뼈의 볼륨이 줄어들어 임플란트를 심기 어렵게 되고 입술이 꺼지는 등 여러 가지 문제가 초래됩니다.

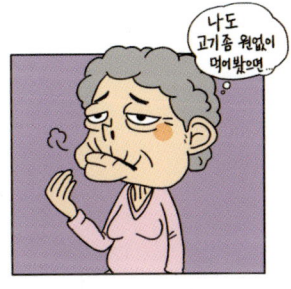

"치아가 없으니 고기 먹기도 힘들어!"

••• 치아 상실로 인해 저작기능 저하 •••

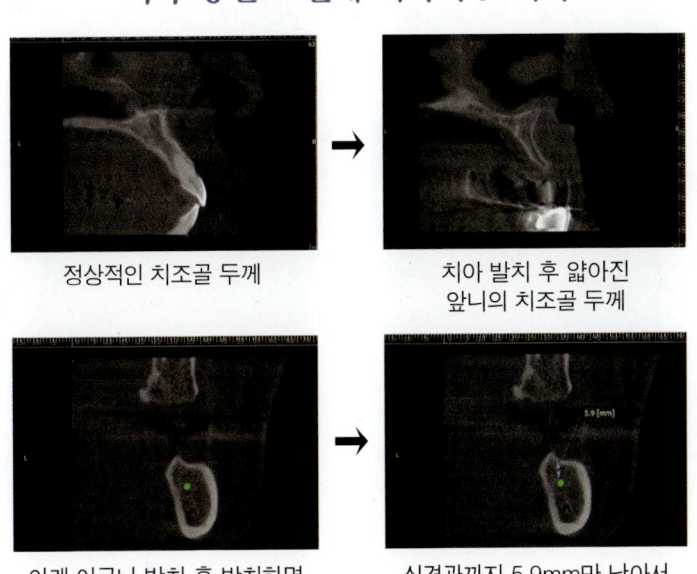

정상적인 치조골 두께

치아 발치 후 얇아진 앞니의 치조골 두께

아래 어금니 발치 후 방치하면 치조골이 가라앉게 됩니다.

신경관까지 5.9mm만 남아서 임플란트의 시술이 어려워집니다.

••• 치아 발치 후 변화 •••

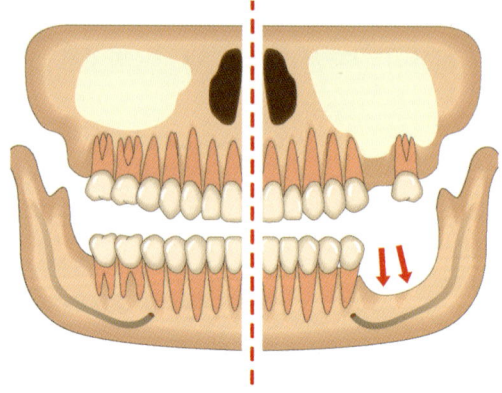

위턱뼈의 경우 치아가 발치된 후 방치하면 상악동이 내려와 잇몸뼈가 줄어듭니다. 아래턱뼈의 경우 치조골이 퇴축되어 신경관까지의 거리가 가까워져 임플란트 시술이 점점 어려워집니다.

치아가 발치된 후의 잇몸뼈 변화

••• 위 어금니를 발치할 경우의 변화 •••

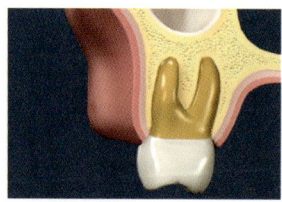

정상적인 치아 상태

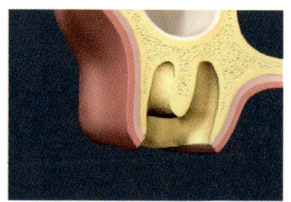

치아가 빠진 직후의 사진

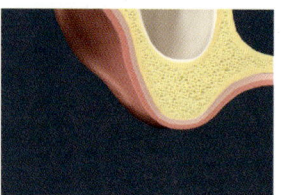

하지만 그 후로도 임플란트를 계속하지 않고 방치하시면 잇몸뼈는 점점 꺼지게 됩니다.

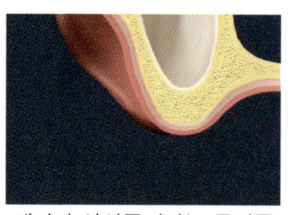

게다가 상악동이라는 공기주머니도 밑으로 처지면서 점점 뼈는 얇아지게 됩니다. (실제로 마치 빈 달걀 껍데기처럼 남게 됩니다)

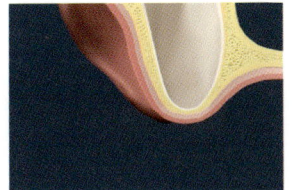

치조골의 두께가 1mm 이하로 남게 되면 임플란트 수술이 아주 어려워집니다.

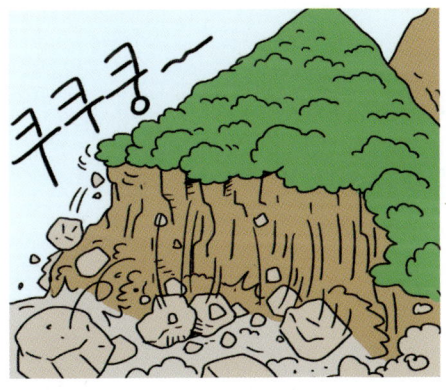

실제로 산에 나무가 많이 없는 민둥산의 경우 비가 조금만 와도 흙이 씻겨 내려가는 토양 유실 현상이 일어나지요? 치조골도 마찬가지입니다. 치아를 발치하고 나면 잇몸뼈는 쉽게 녹아서 없어져 버립니다. 따라서 치아를 발치하고 나면 임플란트를 최대한 빨리 하시는 것이 좋습니다.

◀ 발치 후 치조골은 나무가 없는 민둥산과 같습니다.

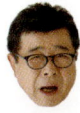 아, 그렇군요. 하루라도 빨리 해야겠어요. 그런데 막상 임플란트를 하려니까 이것저것 궁금한 게 많네요. 걱정도 되고…….

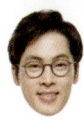 혹시 궁금한 사항이 이런 것들 아닌가요?

1. 몇 개의 임플란트를 심어야 하나요?
2. 아프지는 않을까요?
3. 치료 기간은 얼마나 걸리나요?
4. 잇몸이 안 좋은데 임플란트해도 되나요?
5. 임플란트, 평생 쓸 수 있나요?
6. 비용은 얼마나 드나요?

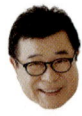 우와~ 원장님! 아니 어떻게 제 마음을 아셨죠?

자, 그럼 이제부터 하나씩 하나씩 궁금증을 풀어볼까요? 그 전에 임플란트와 다른 치료 비교를 먼저 해보지요. 임플란트를 안 하실 수만 있다면 안 하시는 것이 좋지만, 그래도 임플란트는 다른 치료들에 비해서 커다란 장점들이 있습니다.

임플란트 & 브리지 & 틀니 비교

	임플란트	브리지	틀니
사용 방법	독립적인 인공치아 뿌리를 뼈 안에 삽입하는 방법입니다.	양쪽 치아를 깎고 3개를 한 덩어리로 만들어서 빠진 부분을 인공치아로 메우는 방법입니다.	잇몸에 본을 뜬 후 정형화된 치아와 치열의 형태로 만드는 방법입니다.
치아 손상	주변 치아의 손상이 없습니다.	건강한 인접치아를 갈아내므로 손상을 받게 됩니다.	점진적인 잇몸뼈의 흡수가 진행됩니다.
저작력	턱뼈를 건강한 상태로 유지, 자연치아와 거의 비슷한 저작력을 발휘합니다.	치근이 없어 치아 주위에 골 손실이 진행, 씹는 힘이 약합니다.	질기거나 단단한 음식을 먹기 어렵습니다.
치료 기간	3개월에서 길게는 6개월 정도 소요됩니다.	치료 기간이 짧습니다.	치료 기간이 짧습니다.
수명	반영구적 수명을 가지고 있습니다.	5~10년 주기로 교체해야 합니다.	3~4년 주기로 수리 및 교체해야 합니다.
치료 비용	초기 비용이 비싸지만 수명 대비 경제적입니다.	비교적 저렴한 초기 비용이 듭니다.	임플란트에 비하면 저렴하지만, 교체비용이 추가로 들고 사용 시 불편함을 환산하기 어렵습니다.

※위의 표처럼 임플란트는 많은 장점이 있습니다.

2 임플란트, 너무 많이 심지 마세요

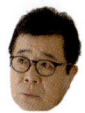
원장님! 저 같은 경우는 임플란트를 몇 개나 심어야 하나요? 개수도 아주 궁금하네요.

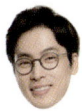
백일섭 님 같은 경우는 3개의 임플란트만 심고 연결하면 됩니다. 더 하지 않으셔도 됩니다.

정말 그거면 됩니까? 다른 병원에서는 9개를 심으라고 하던데요? 전 상태가 안 좋아서 마음의 준비를 하고 왔는데 생각보다 상태가 괜찮은가 보죠?

괜찮으신 건 아닙니다. 저도 처음 봤을 때는 치아를 많이 발치해서야 하지 않을까 걱정했습니다. 하지만 잇몸 치료를 먼저 해서 임플란트 개수를 줄일 수 있었습니다. 그리고 다른 이유가 또 있습니다. 한강 다리를 예로 들어볼까요?

예전엔 다리를 받치는 교각을 참 촘촘히 세웠지만, 요즘 새로 만들어지는 다리를 보세요.

현대에서는 기술이 좋아져 대교를 놓을 때도 교각을 옛날처럼 많이 놓지 않습니다. 필요한 부분만 놓는 거죠. 임플란트도 마찬가지입니다. 요즘엔 최신장비로 무조건 많이 심을 필요가 없어요.

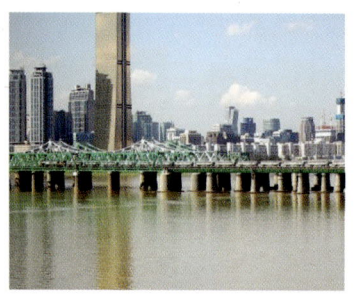
▲ 교각이 많은 과거의 다리들
과거에는 기술이 부족해 다리 교각을 많이 만들 수밖에 없었습니다.

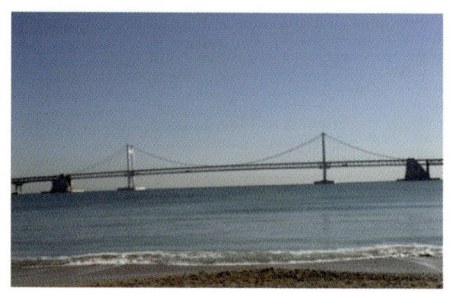
▲ 교각을 줄인 최근의 다리들
교각을 줄여서 공사 비용과 공사 기간을 아끼듯 임플란트 개수를 줄여서 치료 비용과 치료 기간을 줄일 수 있습니다.

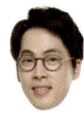
실제 예를 들어볼까요?

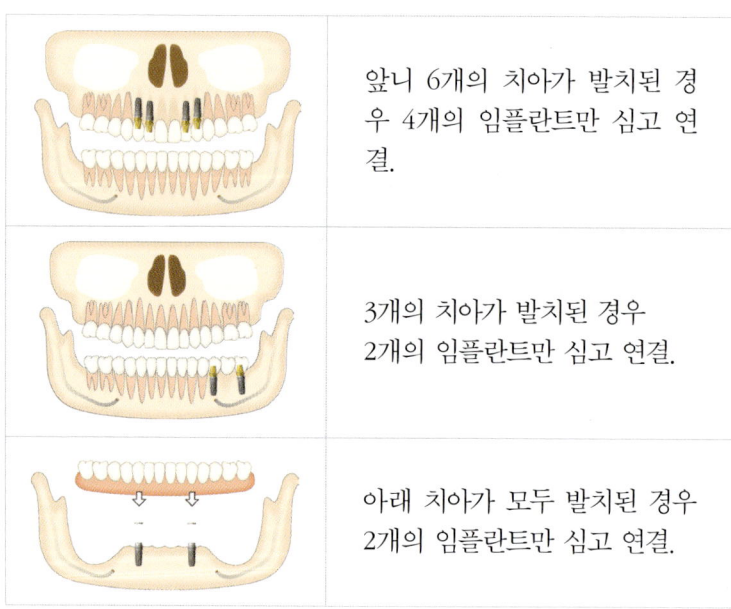

	앞니 6개의 치아가 발치된 경우 4개의 임플란트만 심고 연결.
	3개의 치아가 발치된 경우 2개의 임플란트만 심고 연결.
	아래 치아가 모두 발치된 경우 2개의 임플란트만 심고 연결.

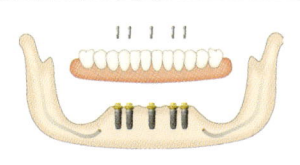	아래 치아가 모두 발치된 경우 5개의 임플란트만 심고 연결.
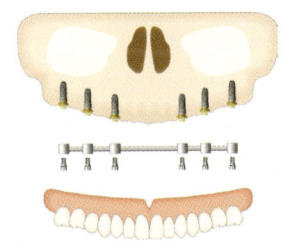	위 치아가 모두 발치된 경우 6개의 임플란트만 심고 연결.

    위와 같은 다양한 방법으로 잇몸뼈가 단단한 곳만 골라 임플란트를 시술해 임플란트의 개수를 줄일 수 있지요. 이것이 과거보다 임플란트 개수를 많이 줄일 수 있게 된 요인입니다.

해당 QR코드를 사용 중인 휴대폰 카메라로 스캔해 보세요!
-
장혁진 원장님의 설명을
동영상으로 확인하실 수 있습니다.

3 통증, 더 이상 참지 마세요 - 수면 치료

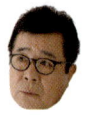
원장님, 임플란트할 때 많이 아프죠?
저 아픈 거 정말 싫어하는데…….
치과에 늦게 온 것도 사실 아플까 봐 겁이 나서 그런 거예요. 전에 다른 치과에서 임플란트를 심을 때 너무 고생했거든요.

걱정 마세요. 많은 분들이 치과에 오기도 전에 통증에 대한 공포심 때문에 없던 통증이 생기기도 하죠. 그런 심리적인 통증도 줄일 방법이 있습니다.

통증을 줄이는 3가지 방법

1. 마취할 때 무통 마취 시스템
2. 수술 중 수면 임플란트
3. 수술 후 통증에는
   PCA 자가 통증조절기

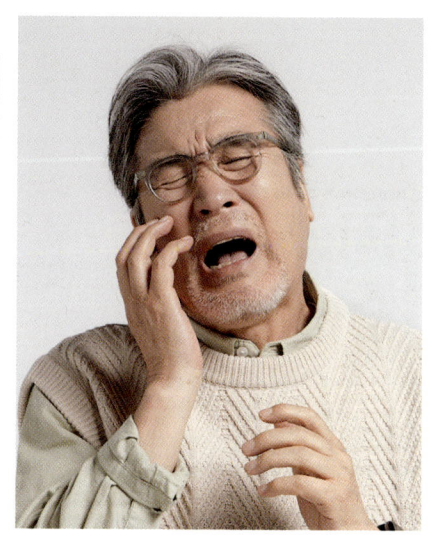
치과 치료 공포로
치료를 미루고 있는 분들이 많습니다.

••• 통증을 줄이는 무통 임플란트 System •••

1. 마취할 때도 - 무통 마취 시스템

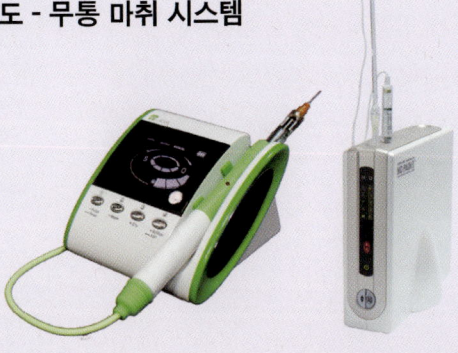

Q 마취할 때 더 많이 아픈 이유는? : 일반적으로 마취는 빠르게 주입되는 마취약 때문에 조직에 심한 압력이 가해져서 통증을 유발하게 됩니다. 하지만 무통 마취 시스템은 약물이 천천히 주입되어 조직에 압력을 가하지 않기 때문에 통증을 느끼지 못하고 마취가 다 된 후에는 더 이상 통증을 느끼지 못하게 됩니다.

2. 수술 중에도 - 수면 임플란트

수면 치과 치료에 사용되는 약물 미다졸람 - 의식하진정요법 : 수면 상태를 유지하지만 환자의 의식이 있어 의료진의 요구에 환자가 반응을 나타내는 상태입니다.

Q 환자는 전혀 통증을 못 느끼나요? : 환자분들은 자고 일어난 느낌으로 수술 시의 통증은 전혀 느끼지 못하시는 상태에서 치료받으실 수 있습니다.

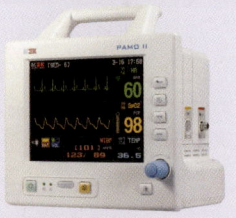

3. 수술 후에 마취가 풀려도 - 자가 통증조절기

마취에서 깨어난 환자가 집에서 통증을 경험하지 않도록 하는 진통제 주입장치. PCA(자가 통증조절기)의 사용은 자가통증 조절에 대한 전문적인 지식이 없는 병원에서는 사용이 어려우며 통증 조절에 있어 혁신적인 통증 컨트롤 방법이라고 할 수 있습니다. 저희 병원에서는 PCA 사용 이후 환자분들께서는 100% 정도의 가까운 무통을 경험했으며 편안하고 좋아졌다고 이야기합니다.

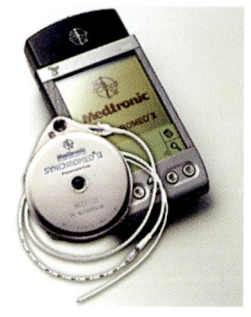

▲ PCA (자가 통증조절기)

Q 혈관으로 일정한 농도의 진통제를 지속적으로 주입하여 통증을 느끼지 못하도록 환자 스스로 조절하는 장치의 진통제 효과는 어떻게 나타나나요?

진통제가 통증을 느끼지 못하게 되기 위해서는 혈중 내 진통제 농도가 일정 수준까지 올라가야 합니다. 이러한 이유로 먹는 진통제의 경우 시간이 많이 걸리게 되어 혈관으로 직접 주사하는 진통제가 효과적이지요.

따라서 수술 후에 환자분께서 귀가하셔서도 조금이라도 통증이 있는 경우, 스스로 진통제를 간단히 주사 투여함으로써 전혀 통증 없이 편안함을 느끼실 수 있도록 합니다.

위의 세 가지 방법을 통해 시술받으시면 수술 후에도 전혀 통증 없이 편안하게!

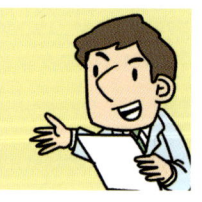

··· 진료실에 울려 퍼지는 코골이 소리 ···

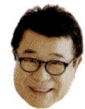 원장님, 이게 무슨 소리죠? 혹시 코 고는 소리 아닙니까? 누가 진료실에서 자고 있는 거죠?

수면 치료 중이지요. 이제 더 이상 통증을 참지 않으서도 됩니다. 통증을 줄일 수 있는 여러 가지 장비와 기술이 생겼습니다. 저랑 같이 살펴볼까요?

저통증주사요법
통증이 적은 주사 前 처치
마취주사 장비
주사 온도조절 system

통증조절주사
치과 수술 후 통증을
최소화. 빠르고
효과적인 진통 조절

레이저 수술장비
저통증과 부기가
적습니다.

편안한 약물요법
수술전 – 불안효과 최소화
수술후 – 통증, 부기없는
안전하고 강력한 진통약물

수면 임플란트 치과치료
치료통증과 치과 소음, 진통이
적은 편안한 수면치과치료
안전하고 편안한 시술법

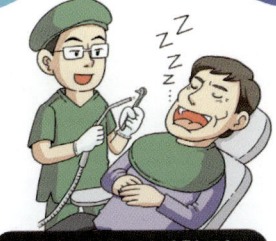
통증이 적은 편안한 치료

제3장 당신이 궁금한 임플란트의 모든 것

1. 수면 치과 치료
2. 레이저 임플란트
3. 無통증 레이저주사요법
4. 無절개 임플란트 '노메스 임플란트'
5. 편안한 약물요법
6. 컴퓨터 유도장치를 이용한 수술 '노벨가이드'

몸 상태에 따라 조명이 바뀌어 가장 편안한 상태로 치료를 받으실 수 있도록 하는 **조명요법**입니다.

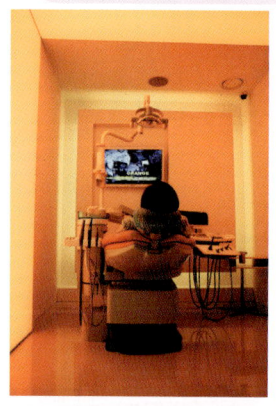 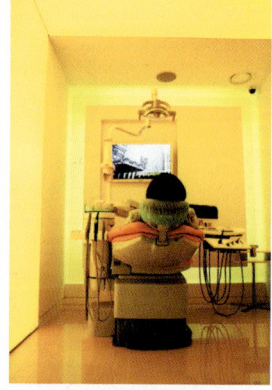 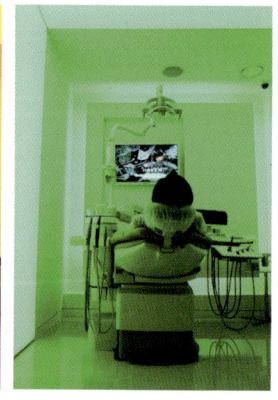

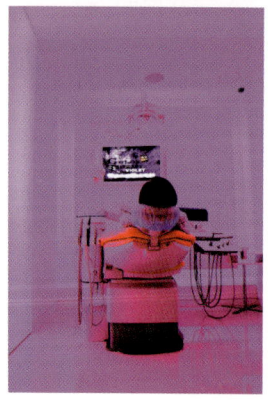 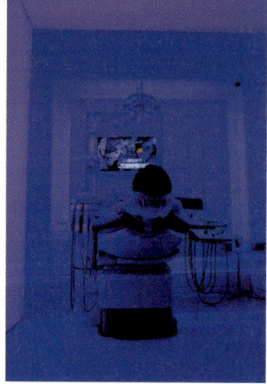

주무시면서 치과 치료를 받는 동안 진료실에서는 조명과 음악, 아로마 요법 등으로 환자분이 최적의 상태에서 치료받으실 수 있도록 합니다.

••• 수면 치과 치료 •••

수면 치과 치료는 말 그대로 수면 상태에서 치과 치료를 진행하는 것을 말합니다. 전신마취와는 다른 안전한 치과 치료 방법으로 미국, 유럽 등 치과 선진국에서는 이미 일반화된 진정요법입니다.

약 1시간~1시간 30분 정도 편안히 주무시는 동안 모든 치과 치료가 진행되는 치료법이지요.

치료가 끝나고 수면 상태에서 깨어나게 되면 환자들은 별도의 회복 시간 없이 일상생활로 바로 복귀하는 것이 가능한데요.

수면 치과 치료는 환자뿐 아니라 의사에게도 좋은 시술법입니다. 의사는 수면 상태인 환자를 시술하기 때문에 치료에 집중할 수 있어서 짧은 시간에 더욱 우수한 치료 결과를 가져올 수 있습니다.

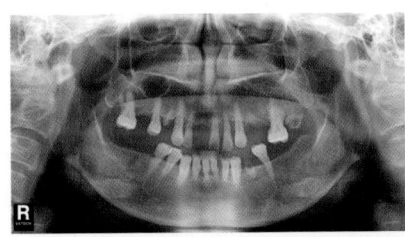 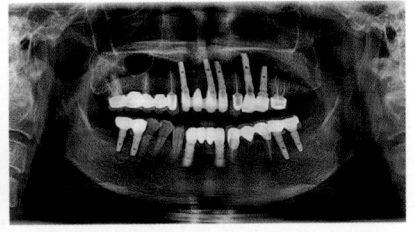

66 임플란트 9개 + 신경 치료 + 충치 치료 + 치아 발치,
이 모든 치료를 수면 치료를 통해 당일 완성하셨습니다. 99

이와 같이 한꺼번에 많은 치료를 진행할 수 있기 때문에 병원에 오시는 횟수도 훨씬 적고 아주 편안합니다.

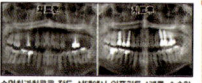

▲ 언론에 소개된 기사

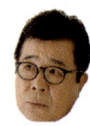
수면 치료라……, 생소하게 들리는데요, 아직 대중화된 치료는 아니죠?

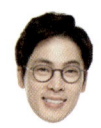
아닙니다. 이미 많은 분들이 수면 치료로 편안하게, 아픔 없이 치료를 받으셨습니다. 수면 치료를 먼저 경험하신 분들의 이야기를 들어볼까요?

> ### 실제사례 | 수면 치과 치료로 사랑니 치료받은 최모 씨의 사연
>
> 최모 씨(28·여)는 사랑니 주위에 염증이 생겨 이로 인한 통증으로 고생해왔습니다. 그녀는 치과 가는 것이 두려워 웬만하면 사랑니를 뽑지 않으려 했지만, 통증이 생긴 지 3일이 지나자 식사를 할 수 없을 정도의 통증을 느꼈습니다.

빨리 발치를 하지 않으면 안 될 정도로 잇몸이 퉁퉁 부어 있었는데도 최씨는 치과에 가지 않겠다고 버티고 있었습니다. 이를 본 회사 동료는 자는 것처럼 편안하게 발치를 할 수 있는 병원이 있다며 저희 치과를 소개해 주었습니다.

최씨의 사랑니는 염증이 발생했을 뿐만 아니라 깊이 묻혀 있어서 그냥 발치할 경우 엄청난 통증이 예상됐습니다. 이에 수면 치과 치료를 추천했고, 최씨 역시 치료 시 발생하는 통증을 두려워했기에 수면 치과 치료로 발치하기로 결정했습니다.

우선 수면 치과 치료에 필요한 약제를 최씨에게 투여하고 최씨의 건강 상태를 감시기로 살펴가며 치료를 시작했는데요. 이후 사랑니를 덮고 있는 잇몸을 절개하고 사랑니를 3개로 분리시켜 뽑아냈지요. 치료 중간 중간 최씨는 "잘되고 있느냐"며 물었습니다.

치료가 끝난 후 최씨는 의사에게 질문한 것도 기억 못할 뿐만 아니라 치료를 한 것도 기억나지 않는다고 말했습니다. 최씨는 치료가 아프지 않은 걸 진작 알았으면 하루 빨리 병원에 찾아왔을 것이라며 크게 만족해 하셨습니다.

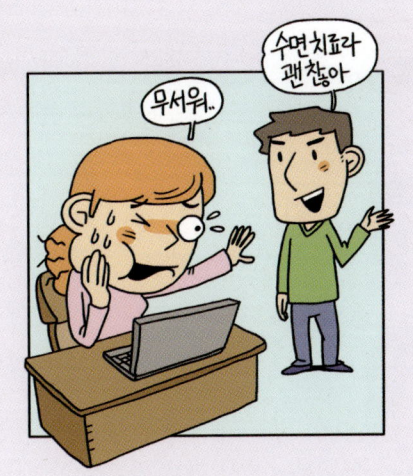

▲ 수면 치료로 사랑니 고민은 끝!

실제사례 | 수면 치과 치료로 충치 치료받은 김모 씨의 사연

김모 씨(42·남)는 1년 전 충치로 치아를 뽑았습니다. 그는 치아를 뺀 부위에 임플란트를 해야 하는 것을 알고 있었지만 치료를 차일피일 미뤄왔습니다. 이유는 발치하는 것도 아픈데 잇몸에 지지대를 심는 임플란트는 얼마나 아플까 하는 생각이 들었기 때문이었습니다.

그는 한쪽으로 식사를 할 수밖에 없어 불편하고 턱이 아파왔지만 꾹 참아왔습니다. 그러던 어느 날 김씨는 회사에서 정기 건강검진을 받게 되었고, 건강검진을 하던 중 계속 치과 치료를 미루면 임플란트도 시술할 수 없다는 말을 듣게 됐습니다.

그제야 김씨는 가장 아프지 않게 치료할 수 있는 병원을 수소문해 저희 병원에 찾아왔습니다. 김씨와 상담을 하는 동안에도 그가 치료를 상당히 무서워하는 것을 느낄 수 있었습니다. 김씨에게 수면 치과 치료에 대해 설명해주자마자 본인이 원했던 시술이라며 치료를 받겠다고 했습니다. 그래서 수면마취 임플란트를 시술하기 시작했습니다. 6개의 임플란트를 심는 시술이 끝난 후 김씨는 잠깐 동안 잔 것 같은데 벌써 치료가 끝났냐며 되풀이해서 물었습니다. 시술은 성공적으로 잘됐다고 하자 크게 안도하며 진작 치료할걸 하는 아쉬움을 전했습니다.

자면서 치료한다니까 좋긴 한데, 뭔가 부작용이 있는 것 아닙니까? 웬만하면 그냥 참고 치료하는 게 더 좋은 거 아니에요?

이 수면 치과 치료는 실제 대학병원 등에서 내시경 검사 때 쓰는 아주 간단한 수면 진정 방법으로 의학계열에서 흔히 쓰이고 있습니다. 또 피부과에서 피부 치료를 할 때도 쓸 만큼 간단하며 안전한 시술이

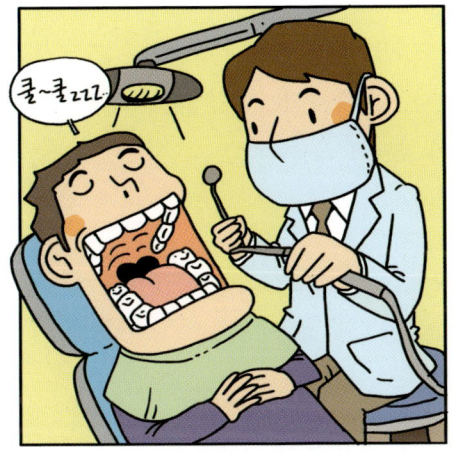

니 안심하셔도 됩니다. 이제 치과에서도 임플란트 수술이나 사랑니 발치 등 두려움이 있으셨던 분은 수면 치과 치료를 체험하세요. 잠자는 동안 치과 치료가 마무리되어 더욱 아프지 않습니다.

▲ 통증 없는 편안한 수면 치과 치료

••• 수면 치과 치료의 장점 •••

1. 치료에 대한 고통이 아주 적습니다.
수면 치과 치료를 받으시게 되면 치과 마취주사뿐 아니라 치료 시의 통증까지 덜 느끼며 치료받으실 수 있습니다.

2. 치료에 대한 두려움 없이 치료받을 수 있습니다.
수면 치과 치료는 본인도 모를 정도의 상태에서 치료하므로, 처음엔 두려움에 떠시던 분들도 즐거운 마음으로 치료받으러 오십니다.

3. 치료 시간과 내원 횟수를 줄일 수 있습니다.
일반적인 치과 진료 시간은 한 번 내원 시 30분 정도입니다. 그러나 수면 치과 치료를 받으시게 되면 일반적인 치료 시간이 1시간 30분 정도입니다. 따라서 본인도 모르는 상태에서 3배 이상의 진료를 하게 되므로 일반적인 내원 횟수의 1/3 정도면 모든 치료가 끝나게 됩니다.

4. 더욱 양질의 치과 치료를 받을 수 있습니다.
수면 치료를 하는 치과전문의는 환자분이 주무시는 동안 치과 치료에만 전념할 수 있기 때문에 더욱 양질의 진료가 가능합니다.

5. 치료 후에도 통증이 적습니다.
수면 치료를 하면 주무시는 동안 여러 가지 진통약물 투여가 가능하므로 치료 후에도 통증이 적고 편안하게 식사할 수 있습니다.

* 수면 치과 치료는 다음과 같은 분들에게 좋습니다.

1. 치과 치료에 대해 공포가 심하신 분
2. 치과 치료에 대한 느낌이 없이 치료받고 싶으신 분
3. 과거 치과 치료 시 치과마취가 잘 안 되어 고생하셨던 분
4. 치과 치료 시 구역질로 인해 고생하신 분
5. 혈압이 높아 치료가 어려우신 분
6. 긴 치료 시간을 견딜 수 없으신 분(전신질환자, 노약자)
7. 턱관절이 좋지 않아 입을 오래 벌릴 수 없는 분

실제로 수면 임플란트 치료를 받으신 분들의 말씀을 들어보실까요?

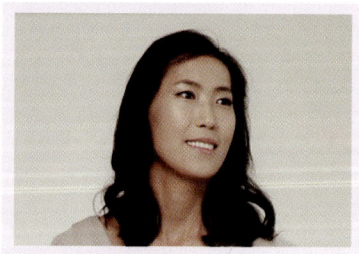

"겁 많은 사람들은 여기 오면 그냥 자고 깨면 끝나는 거니까 걱정하지 않아도 되실 겁니다."

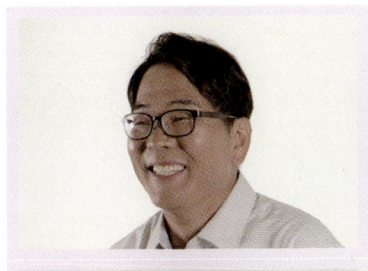

"너무 편안했고 끝나고 나서도 통증이 하나도 없었어요. 일상생활하는 데도 불편함이 없었고 아프지도 않았습니다."

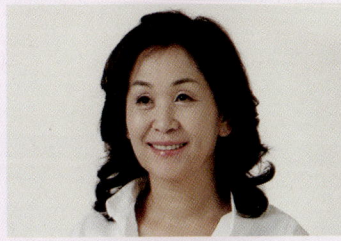

"편안하게 잠깐 자고 일어났는데 모든 치료가 다 끝나 있었습니다."

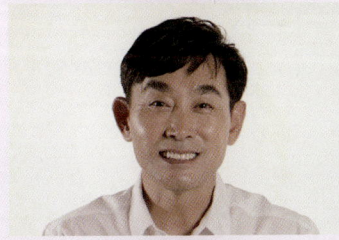

"통증은 전혀 없었고 아무렇지도 않았습니다."

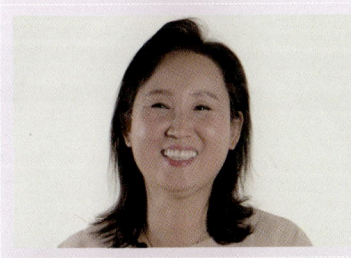

"정말 거짓말 같이 전혀 안 아팠어요."

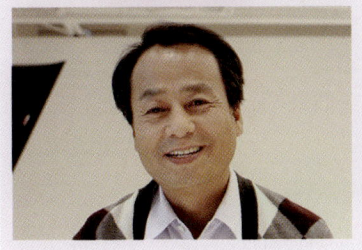

"꼭 치료를 하지도 않고 했다는 것 같이 거짓말 같은 그런 치료예요."

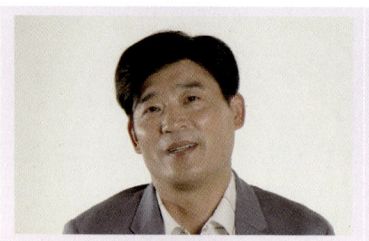

"참외도 먹고, 김치도 먹고, 불고기도 먹고 정말 좋아요."

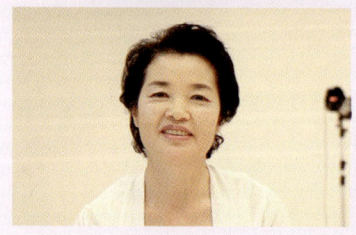

"정말 안 아프고 너무 좋았어요."

수면 치과 치료는 임플란트, 충치 치료, 사랑니 치료 등 통증이 동반되는 모든 치료에 적용 가능하며 주무시면서 편안하게 치료받으실 수 있습니다.

컴퓨터 분석 임플란트 치료 사례

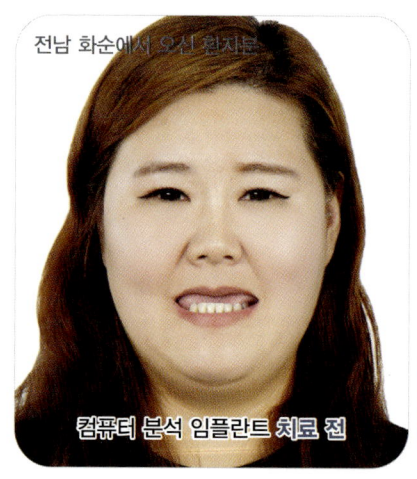

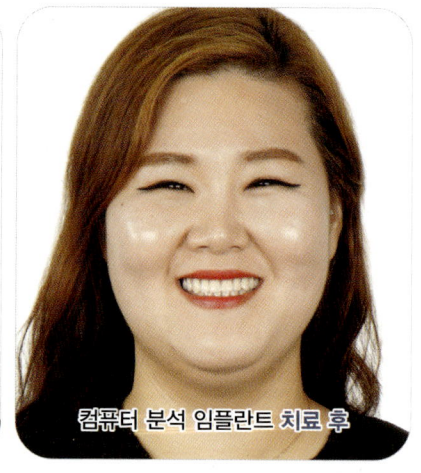

사연을 보시려면 해당 QR코드를 사용 중인 휴대폰 카메라로 스캔해 보세요!

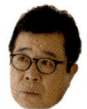 이것저것 장점이 많은 방법이네요. 무엇보다 치료할 때 안 아플 테니 그게 가장 마음에 들어요. 그런데 혹시 수면 치료가 몸에 해롭지는 않나요?

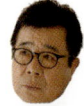 절대 해롭지 않습니다. 수면 치과 치료에 대한 잘못된 정보로 "머리가 나빠진다.", "깨어나지 못한다." 등의 말씀을 하시는 경우가 있으나, 수면 치과 치료는 전신마취나 성형외과 등에서 하는 수면 수술과는 근본적으로 다른 방법입니다.

다만, 심한 전신질환을 기존에 가지고 계신 분이라면 치과의사와 상담을 통해 수면 치과 치료 여부를 결정하는 것이 좋습니다. 수면 치료는 혈압을 낮춰주는 효과가 있어서 고혈압, 당뇨가 있으신 분은 오히려 수면 치과 치료를 받으시는 것이 더 안전합니다.

 아~, 그렇군요. 원장님! 그렇다면 수면 치과 치료는 어느 치과에서나 받을 수 있는 치료인가요?

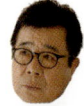 불행히도 그렇지 않습니다. 수면 치과 치료는 아주 간단한 치료 방식이지만 이를 위해서는 여러 가지 조건이 필요합니다.

첫째, 환자분의 안정을 위해 진료실이 넓고 독립적으로 이루어져야 합니다. 좁거나 다른 환자분들과 같이 쓰는 진료실에서는 수면 치료가 어렵기 때문입니다.

둘째, 수면 치료에 필요한 모든 장비를 갖추어야 합니다. 모니터링(Monitoring) 장비 등 여러 가지 수면 치료에 필요한 장비 없이는 통증 없는 치료는 불가능합니다.

셋째, 수면 치과 치료에 많은 경험이 있는 의사와 스태프가 있어야 합니다. 수면 치료에 많은 경험이 있는 의사뿐 아니라 치과위생사 또한 수면 치과 치료에 많은 경험이 있어야만 더욱 편안한 치과 치료가 가능하지요. 실제로 미국 캘리포니아주에서는 수면 치과 치료에 자격증이 있는 사람만 수면 치과 치료를 시술할 수 있도록 제한하고 있죠.

물론, 수면 치과 치료는 안전한 시술 방법이지만, 우리나라에서도 미국처럼 수면 치과 치료에 전문적인 지식이 있는 의사에게 수면 치과 치료를 시술받으시는 것이 좋습니다.

아하! 아픈 게 두려운 사람이면 이제부터는 수면 치과 치료가 가능한 치과를 찾아가야겠네요.

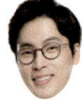
수면 치과 치료뿐만 아니라 요즘엔 통증을 줄일 수 있는 여러 최신 장비들과 기법들이 많아요. 일단 레이저 비절개 시술이 있으니, 좀 더 자세히 알아볼까요?

**해당 QR코드를 사용 중인
휴대폰 카메라로 스캔해 보세요!**
-
장혁진 원장님의 설명을
동영상으로 확인하실 수 있습니다.

••• 통증을 줄이는 레이저 임플란트 치료 •••

레이저 임플란트의 비절개 시술이란?

잇몸을 수술용 칼로 절개하는 것이 아니라 레이저로 잇몸을 여는 방법입니다. 특히, 제가 요즘 많이 사용하는 레이저는 임상적으로 이미 안정성이 입증된 것으로 환자분들께 통증을 주지 않기 위해 사용하는 레이저입니다.

레이저 임플란트의 장점

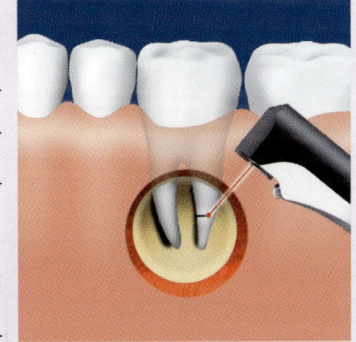

1. **출혈의 감소**- 수술 중 출혈을 감소시키고 어려운 수술을 쉽게 할 수 있도록 수술 시야 확보가 용이합니다. 출혈이 적으므로 시술 후에 멍이 드는 등의 단점이 없습니다.
2. **통증의 감소**- 수술 중이나 수술 후에 통증의 급격한 감소, 마취제와 진통제의 사용량 감소 또는 불필요하며, 따라서 수술 시간도 단축시킬 수 있습니다.
3. **부기 감소**- 수술 후의 부기 감소로 시술 후 편안합니다.
4. **합병증이 적다**- 수술 부위를 레이저로 멸균함으로써 감염이 적어 합병증의 위험이 적습니다.
5. **빠른 회복 가능**- 수술 시 조직의 손상이 적어 통증이 적고 빠른 회복이 가능합니다.
6. **치료의 제한이 적다**- 위와 같은 이유로 임산부, 빈혈, 고혈압, 당뇨 등 치과 치료가 힘든 환자분들도 쉽게 치료를 받으실 수 있습니다.

••• 통증을 줄이는 물방울 레이저 임플란트 치료 •••

특히, 레이저 중에서도 물방울의 에너지를 이용하여 임플란트 시술 시에 레이저를 사용하는 물방울 레이저도 나와 있습니다.

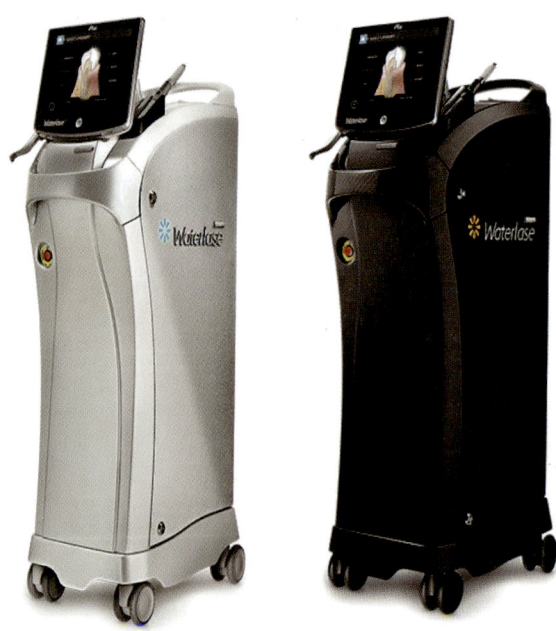

▲ 물방울 레이저

|물방울 레이저의 장점|

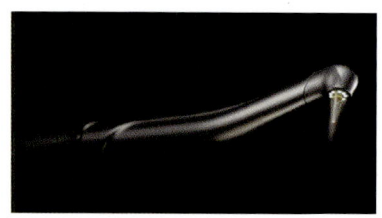

▲ 물방울 레이저 조사 장면

· 적은 마취와 통증 감소, 그리고 출혈이 적은 편안한 시술 가능.

· 출혈이 적어 시야 확보가 가능하며 편안한 진료를 받을 수 있음.

- 물방울 레이저 발사 시, 열에 의한 조직 손상 및 진동으로 인한 정상 치아 손상이 적음.
- 시술 후 조기에 정상 음식 저작활동 및 구강활동이 가능함.
- 시술 후 동통 및 부기가 적음.
- 불편한 드릴 소리가 없음.
- 환자의 병원 방문 횟수를 단축할 수 있음.
- 저출력에 의한 생체 자극 효과가 있어 상처 치유 촉진, 염증 완화.

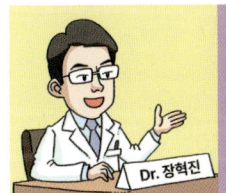

물방울 레이저의 경우 다양한 치과 치료 영역에서 사용될 수 있습니다.

| 그외 치과 치료용 레이저 |

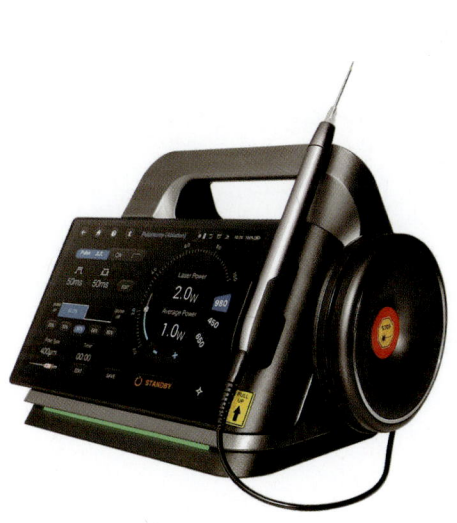

▲ 다이오드 블루 레이저

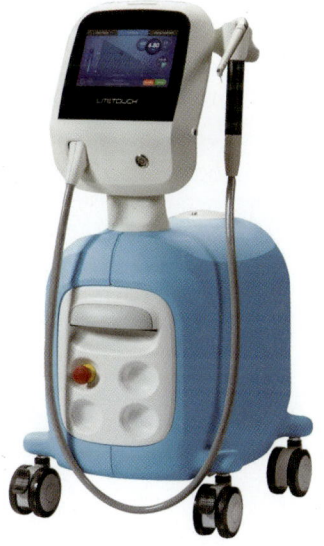

▲ Er-YAG(어븀야그) 레이저

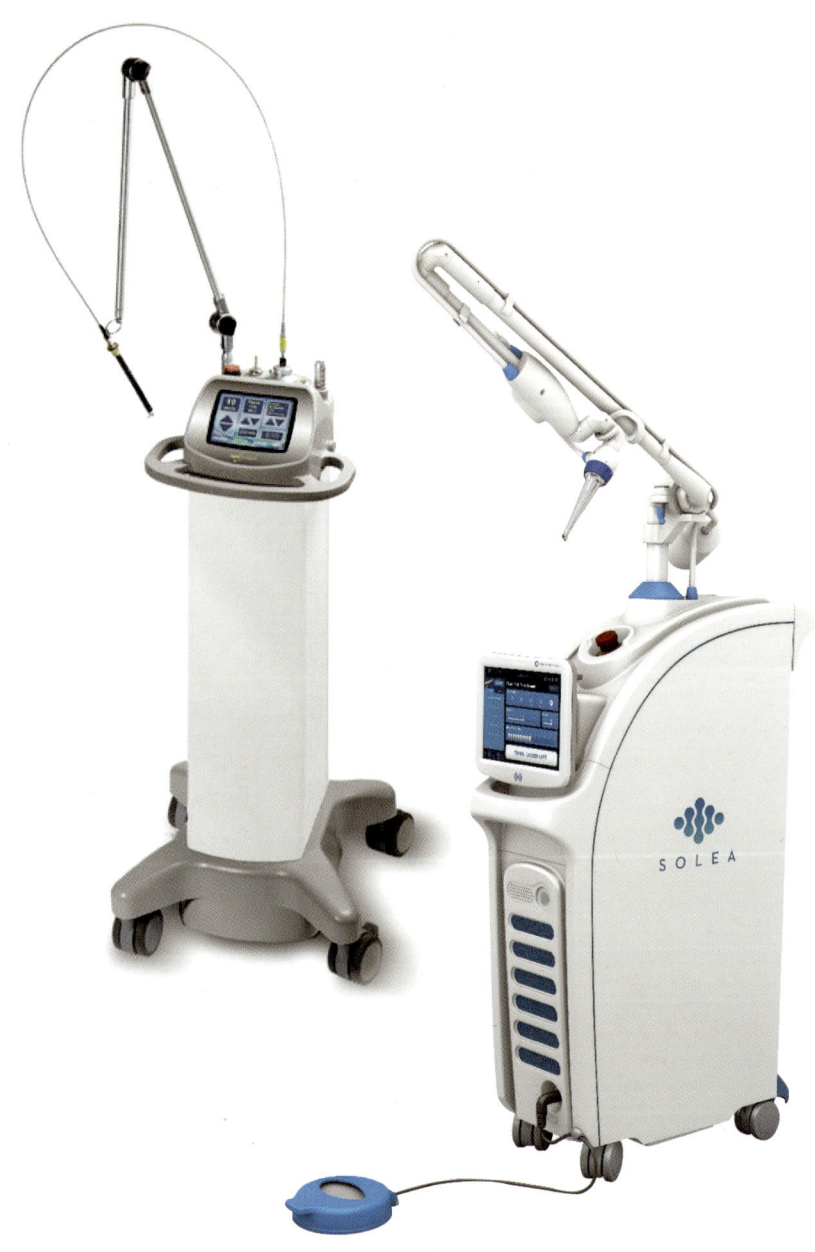

▲ CO2 레이저

••• 무통증 레이저 주사 요법 •••

| 컴퓨터 무통 마취 시스템 |

컴퓨터 무통 마취 시스템(CompuDent)은 미국 치과의사협회(ADA)에서 공인된 제품으로 뉴욕대학교 치과대학에서도 사용하고 있습니다. 현재의 레이저 활용은 충치의 검사와 치료는 물론 치아 미백, 잇몸 치료, 신경 치료 시 근관 소독, 염증 제거 등에 널리 사용되고 있습니다.

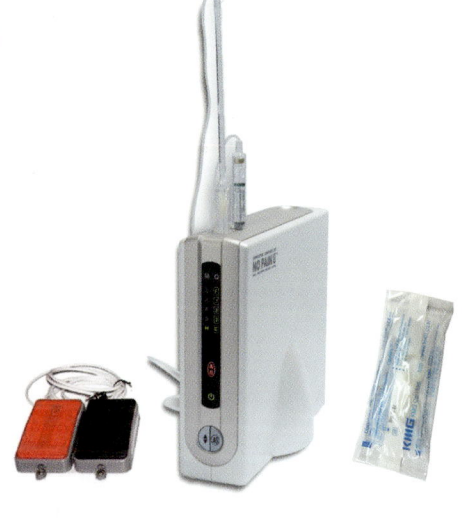

| 컴퓨터 무통 마취 시스템의 장점 |

1. 최소의 마취로 시술 가능 : 무통, 최소 마취로 충치 치료를 할 수 있고 임플란트 시술에도 적용할 수 있습니다.
2. 출혈이 거의 일어나지 않는다 : 임플란트 시술 시 잇몸 절개나 2차 수술할 때 혈관에 작용하여 응고 과정을 유도함으로써 출혈을 최소화할 수 있습니다.
3. 무통 치료와 감염 방지 가능 : 박테리아를 멸균하는 효과가 있고 감염에 의한 임플란트 실패를 줄여주는 역할을 합니다.

••• 無절개 임플란트 (노메스 임플란트) •••

임플란트 치료를 선택하는 데 긴 치료 기간과 통증과 출혈이 고민이라면 무절개 레이저 임플란트로 해결할 수 있습니다.

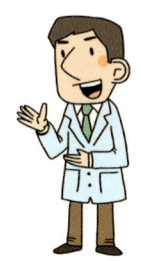

| 노메스 임플란트란? |

말 그대로 칼을 대지 않고 하는 임플란트를 뜻합니다.

원래 임플란트 시술은 임플란트를 뼈에 심을 때 마취 후 잇몸을 절개한 다음 젖혀 뼈가 노출되게 하고 시술하는 것이 일반적인 방법이나, 노메스 임플란트는 작은 구멍만을 뚫어 심는 방법으로 아프지 않은 간단하고 편한 시술 방법입니다. 외과 수술로 비유한다면 개복 수술과 작은 구멍을 통해서 하는 복강경 수술에 비유할 수 있습니다.

| 노메스 임플란트의 장점 |

1. 시술 시간이 짧습니다. (10분 정도 소요)
2. 통증, 출혈, 부기가 거의 없습니다.
3. 시술 부위 관리가 쉽습니다.
4. 실로 꿰맬 필요가 없어서 다시 실을 제거하기 위해 치과에 내원하는 번거로움이 없습니다.
5. 치료 기간이 단축됩니다.
   (잇몸을 절개하지 않으므로 시술 기간이 획기적으로 단축됨)

| 노메스 임플란트 시술 대상 |

1. 나이나 성별에 관계없이 모든 분이 가능
2. 고혈압, 당뇨병 환자도 수치 조절만 되는 경우라면 시술 가능

| 노메스 임플란트 시술 제외 대상 |

모든 것에는 예외가 있기 마련인데 무절개 임플란트 방법 역시 예외의 경우는 있습니다. 무절개 방법으로 하기 힘든 케이스는 잇몸뼈가 임플란트 심기에 턱없이 부족한 경우에 정밀한 뼈이식을 위한 시야 확보를 위해서 잇몸을 여러 방향으로 열어야만 합니다.

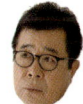
이런 방법들이라면 정말 안 아프게 임플란트 치료를 받을 수 있겠군요. 괜히 그동안 망설였던 것 같네요.

해당 QR코드를 사용 중인 휴대폰 카메라로 스캔해 보세요!

-

장혁진 원장님의 설명을 동영상으로 확인하실 수 있습니다.

4 치료 기간은 얼마나 걸리나요?

원장님, 전에도 느낀 건데 임플란트 치료는 왜 오래 걸린다고 하는 건가요?

임플란트 치아를 완성하는 과정은 다리를 건축하는 것과 아주 유사합니다. 다리의 교각을 만들어서 교각의 콘크리트가 단단하게 굳은 뒤에 상판을 비로소 올리는 것인데요. 이때 다리 교각을 부실공사 해버리면 다리가 무너져 내리듯이 임플란트도 기초를 튼튼히 해야 합니다. 또한 임플란트를 심은 뒤 자리 잡을 기간을 확보해야 더욱 견고한 인공치아를 얻을 수 있지요.

아는 분도 임플란트를 했는데, 어떤 분은 3개월 걸렸다고 하고 또 어떤 분은 9개월 걸렸다고 하네요. 사람마다 왜 치료 기간이 다른 거죠?

임플란트 치료 기간은 사람마다 다릅니다. 잇몸에 남아 있는 뼈의 양이나 단단한 정도, 그리고 심는 임플란트의 개수에 따라 다른데, 사람마다 뼈의 양과 질이 모두 다르기 때문입니다.

••• 임플란트 시술 시간 •••

· 잇몸뼈의 상태가 좋지 않을 때
잇몸뼈가 약하거나 뼈가 별로 없을 때는 인공뼈 이식을 한 뒤 뼈가 자리를 잡을 때까지 3~6개월 정도 기다려야 합니다. 그 뒤 임플란트 시술을 하고 다시 2~3개월 임플란트가 잇몸뼈에 잘 붙도록 기다린 뒤에 최종 보철물을 올립니다. 처음 치료를 시작한 지 9개월에서 길게는 1년이 지나면 음식을 씹을 수 있는 상태가 됩니다.

· 잇몸뼈의 상태가 중간일 때
인공뼈 이식과 임플란트 수술을 동시에 할 수 있습니다. 3개월 뒤 임플란트가 단단히 잇몸뼈에 붙으면 최종 보철물을 올립니다. 전체 시술 기간은 3~4개월 정도 걸립니다.

· 잇몸뼈의 상태가 아주 좋을 때
인공뼈 이식과 임플란트, 최종 보철물을 동시에 심을 수 있습니다. 잇몸뼈가 단단하고 양도 많은 경우 인공뼈 이식을 생략하고 임플란트와 동시에 보철물을 심기도 합니다.
이런 경우는 수술과 동시에 음식을 씹을 수 있습니다.
특히, 다음의 표와 같이 컴퓨터 유도장치를 통한 수술이 가능한 경우에는 더더욱 식사를 하실 수 있을 때까지 기다리시는 기간이 짧아지게 됩니다.

••• 기존 임플란트 수술 •••

■기존 임플란트 수술법

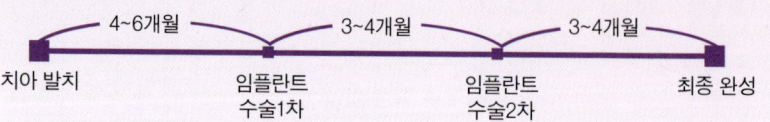

- 치아를 빼고 오랜 기간을 기다려 수술을 하게 되면 잇몸뼈가 꺼지게 됩니다.
- 긴 기간 동안 식사를 할 수 없어 고통이 따릅니다.
- 아름다운 치아가 없어 입이 들어가 보이고 사회생활에도 지장이 따릅니다.

■컴퓨터 유도장치를 통한 전체 치아 임플란트

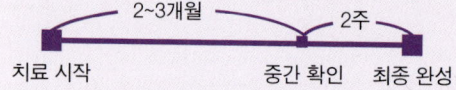

- 치아를 빼고 바로 임플란트를 심게 되어 잇몸뼈가 꺼지지 않습니다.
- 수술 당일 식사를 바로 할 수 있어 불편함이 없습니다.
- 수술 당일 아름다운 치아를 끼워 대인관계에도 문제가 없게 됩니다.

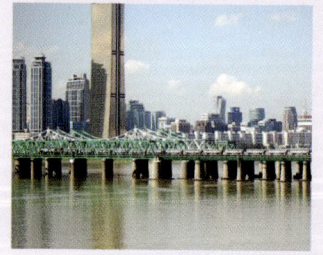 VS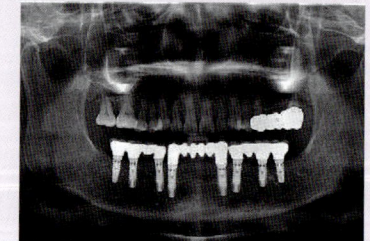

"임플란트 치료 과정은 다리를 만드는 과정과 유사합니다."

■ 아래턱 2개월, 위턱 3개월 후 보철물 제작

임플란트 시술을 받으려는 사람들이 가장 궁금해하는 것 중 하나는 시술 후 얼마나 빠른 시일 내에 기능할 수 있는가 하는 점입니다. 임플란트 치료는 임플란트 뿌리 부위를 심은 뒤 통상 일반적으로 3개월, 위턱은 4개월을 기다렸다가 최종 보철물을 제작하는 방식이 경험적으로 채택되고 있습니다. 다만 뼈이식을 했다거나 뼈이식의 정도에 따라 짧게는 4개월에서 길게는 9~10개월까지도 치료 기간이 걸리는 경우도 있습니다. 실제로 과거의 임플란트치료의 경우, 틀니를 벗어버릴 수 있다는 것만으로도 많은 환자분들이 긴 치료 기간이나 고통을 견뎌왔던 것이 사실이었죠.

요즘은 눈부신 임플란트 기술의 발전으로 이 기간을 단축하기 위한 여러 가지 방법들이 개발되고 있고, 실제로 하루, 한 시간 만에 임플란트를 심고 치료받을 수 있습니다.

임플란트를 임상에 적용하기 시작했던 초기에는 티타늄을 기계로 매끈하게 깎은 것을 그대로 사용했으나, 표면이 거친 임플란트에 뼈가 빨리 붙는다는 사실이 알려진 후, 표면 거칠기를 조정하기 위해 다양한 방법으로 표면 처리를 하고 있습니다. 이에 따라 요즘은 치료 기간이 1~2개월 정도씩 단축될 수 있다고 보고되고 있습니다.

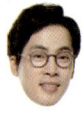 사람마다 잇몸 상태가 다르기 때문에 치료 기간이 다르다는 건 이해가 돼요. 그런데 저 치과에 가면 3개월, 이 치과에 가면 6개월 걸린다더라고요. 병원마다 치료 기간이 다른 이유는 뭔가요?

환자분들 중에 다른 병원에서 똑같이 임플란트 상담받고 왔는데, 치료 기간이 다르다고 놀라시는 분들이 간혹 있습니다. 그 이유는 같은 임플란트를 하더라도 재료가 다르고, 장비가 다르며, 시술 방법이 다르기 때문인데요. 일반 임플란트와 노벨가이드 임플란트를 예를 들어보자면, 일반 임플란트 치료 기간은 6개월~1년이고 노벨가이드는 2주~1개월입니다. 당연히 치료 기간이 달라질 수밖에 없습니다.

컴퓨터 분석 임플란트 치료 사례

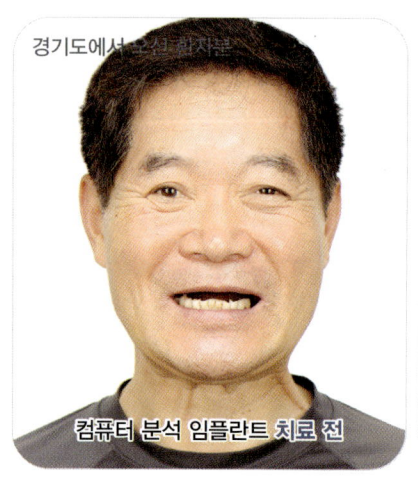
컴퓨터 분석 임플란트 치료 전

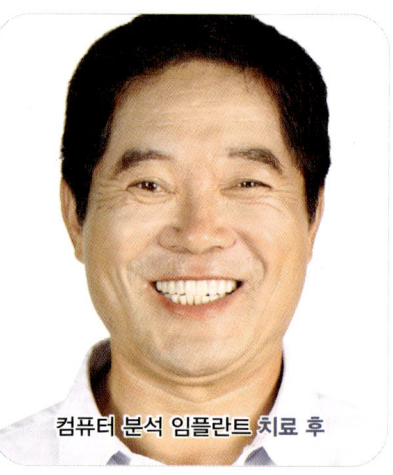
컴퓨터 분석 임플란트 치료 후

사연을 보시려면 해당 QR코드를 사용 중인 휴대폰 카메라로 스캔해 보세요!

5. 잇몸뼈가 안 좋은데 임플란트할 수 있나요?

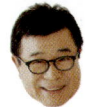 그렇군요. 원장님 이야기를 듣다 보니 뼈이식 이야기가 많이 나오는데, 뼈이식은 어떤 경우에 하는 건가요?

앞서 말했지만, 잇몸뼈가 약하거나 남아 있는 뼈가 거의 없으면 뼈이식을 해야 합니다. 뼈이식을 하지 않고 임플란트를 하는 것은 부실공사를 하는 것과 같습니다. 마치 사막에 집을 짓는 것과 같죠.

| 잇몸뼈를 이식해야 하는 경우 |
- 고도의 심각한 치주질환이 있어서 잇몸뼈가 많이 녹은 경우.
- 꼭 치아가 빠지지 않았다고 하더라도 치주질환이 심각하게 진행된 경우-의사 선생님이 치아가 흔들리지도 않는데 발치해서 임플란트를 하자고 하는 경우는 대부분 이런 경우라고 보시는 것이 좋습니다.
- 사고로 인해 치아가 빠지면서 치조골까지 같이 손상된 경우.
- 선천적으로 치조골의 결손이 있는 경우.

| 잇몸뼈를 이식해야 하는 이유 |

임플란트란 어렵고 복잡한 개념의 치료가 아니라 단순한 '나사못'이라고 보면 됩니다. 나사못들을 이용해서 잇몸뼈 안에 위치시키고 치아의 뿌리와 같은 역할을 하도록 해준다고 보시면 됩니다.

다만, 이와 같은 나사못이 단단하게 잘 고정되기 위해서는 당연히 나사가 '굵고 긴 것'이 좋겠지요? 하지만 대부분 치주질환이 있으신 분들이 그렇듯 잇몸뼈가 많이 꺼져 있어 잇몸뼈가 많이 보충되어야 합니다.

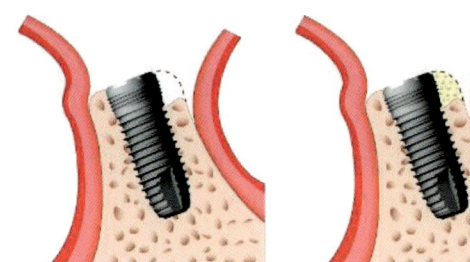

••• 일반적인 임플란트 시술시의 간단한 치조골 이식 과정 •••

| 자기치아 뼈이식 |

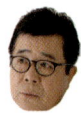 잇몸뼈로 이식받을 재료는 어떤 것들인가요?

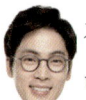 자기치아를 이용한 방법도 나와 있습니다. 무엇보다 내 치아이기 때문에 안전하고 내 잇몸에 가장 잘 맞겠죠.

■ 자기치아 뼈이식술이란?

발치한 환자 본인의 치아를 뼈이식재로 처리하여 사용하는 이식술입니다. 임플란트 수술 시 인공뼈를 사용하지 않고, 발치 예정인 내 치아를 최첨단 의료공법으로 처리하여 만드는 자기 뼈로써 좀 더 안전하고 좋은 예후를 가집니다.

그리고 발치된 내 치아는 본인의 뼈와 유전적 결합이 동일하기 때문에 혹시 있을 수 있는 유전적·전염적 위험이 확실히 없으며, 뼈의 강도 또한 일반적 뼈 재료보다 뛰어나 임플란트의 기능과 수명을 향상시킵니다.

■ 자가치아 뼈이식의 장점
- 뼈를 채취하기 위한 과정이 필요 없음
- 유전적·전염적 위험이 거의 없음
- 뼈의 강도 또한 일반적 뼈 재료보다 뛰어남
- 임플란트의 기능과 수명을 향상시킬 수 있음
- 다른 뼈이식 재료보다 저렴한 비용
- 장기간 보관 가능(5년 이상)

■ 인공 합성골 뼈이식

 본인의 치조골을 떼어서 이식하는 방법을 요즘도 많이 쓰지만, 자기 치조골이 부족한 경우 인공 합성뼈를 주로 많이 사용하고 있습니다. 상악동 뼈이식의 경우처럼 오히려 인공뼈 이식의 성공률이 더 높은 경우도 있습니다.

 또 실제로 우리나라에서 세계 최초로 시행하고 있는 방법으로써 못 쓰게 된 자기 치아를 이용하여 임플란트 수술 부위에 이식하는 방법도 나와 있습니다.

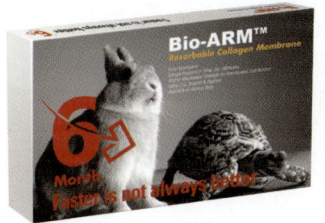 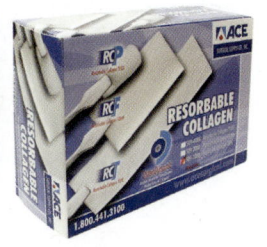 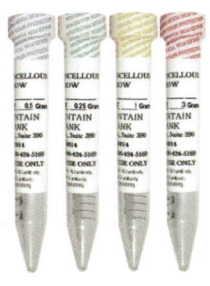

▲ 다양한 임플란트 뼈이식 재료

■ 아래턱뼈에 치조골이 많이 모자란 경우

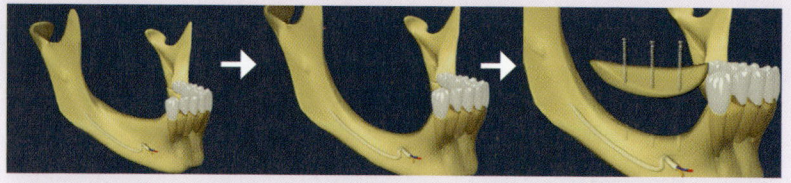

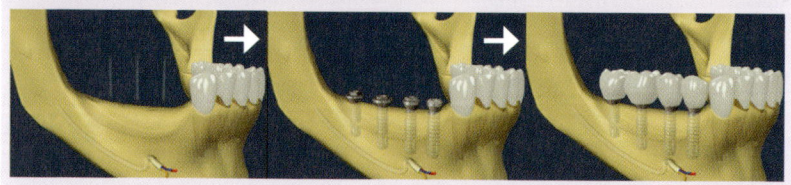

과거에는 이와 같이 본인의 엉덩이뼈를 떼어서 가져다 붙이는 시술을 하였기 때문에 많이 붓고 고생하셨지만, 요즘은 간단한 시술로 치조골이 없는 경우에도 간단하고 편안하게 시술받으실 수 있지요.

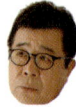 원장님, 그런데 상악동 뼈이식이라면 윗어금니 부위를 말하는 거 맞죠? 치료 부위에 따라 뼈이식 방법도 다른가요?

그렇습니다. 부위에 따라 뼈이식 방법도 각양각색입니다. 요즘은 잘 사용하지 않는 방법이긴 하지만, 이해를 돕기 위해 사진으로 설명해드리겠습니다.

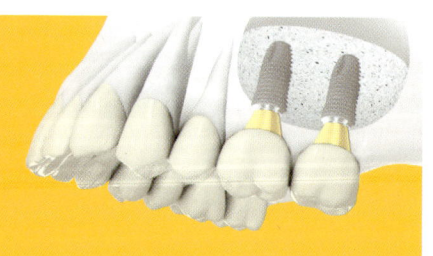

상악동 거상술은 상악동을 위로 밀어올려 임플란트 식립 공간을 확보하고 뼈이식을 시행하는 시술법입니다. 임플란트 식립할 부위의 치조골 두께가 충분치 않아 임플란트 식립이 어려운 분들은 뼈이식 시술로 식립 공간을 확보하여 임플란트와 골 결합력을 향상시켜 고정력을 높일 수 있습니다.

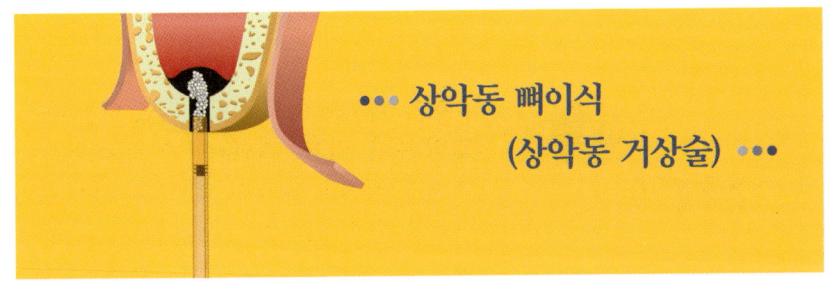

상악동 거상술이란?

　임플란트는 치조골에 식립하는 시술입니다. 상악에 제2소구치, 구치부에 임플란트를 시술할 경우 상악동이라는 공간이 문제가 될 수 있습니다.

　상악동은 빈 공간으로 물고기의 부레와 같은 얇은 막으로 싸여 있는데 그곳을 임플란트 식립 시에 뚫게 되면 천공이 될 수 있습니다. 따라서 뼈이식을 할 때 상악동을 둘러싸고 있는 얇은 막을 들어 올리고 막 아래로 뼈이식을 해서 보강하는 방법을 사용하는데요, 이때 뼈이식을 해서 높이를 확보하게 되면 임플란트가 상악동막을 건드리지 않고 임플란트와 치조골이 붙게 되어 임플란트 시술을 성공적으로 받으실 수 있게 되는 것이지요.

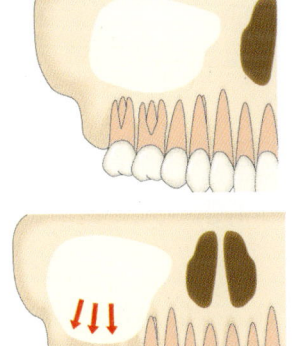

정상적으로 치아가 있는 경우의 윗치아 어금니 상태: 공기주머니인 상악동이 보입니다.

치아가 발치되고 난 후 어금니 부위의 뼈가 점점 줄어드는 모습: 치아가 빠지고 나면 공기주머니가 점점 내려와서 임플란트를 심을 수 있는 잇몸뼈가 점점 줄어들게 됩니다.

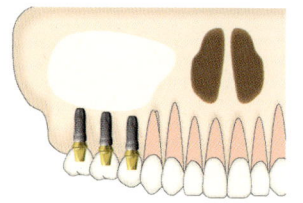

치아가 빠져도 치조골이 있다면 뼈이식 없이 수술 가능: 다만, 이를 위해서는 치아가 빠지고 최대한 빨리 임플란트 시술을 받으시는 것이 좋습니다.

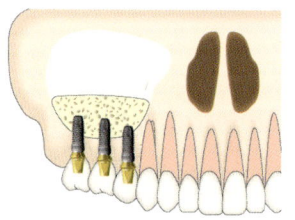

하지만 윗어금니가 빠진 대부분의 경우 임플란트 시기를 놓치시고 결국 상악동 뼈이식을 통해 임플란트를 심으셔야 하는 경우가 대부분입니다.

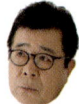 그렇다면 원장님, 제가 윗어금니가 빠져서 임플란트를 해야 하는데 무조건 상악동 거상술을 받아야 하나요?

 아닙니다. 상악동은 사람마다 각양각색입니다. 상악동이 크거나 작은 경우, 높거나 낮은 경우 등을 파악하는 것이 중요하지요. 이것이 컴퓨터 단층촬영(CT)이 필요한 이유입니다. CT를 통해 3차원 분석을 하고 이를 통해 상악동 거상술 필요 여부를 확인할 수 있습니다. 하지만 모든 사람이 상악동 거상술을 받아야 하는 것은 아닙니다.

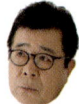 제 주변에서 윗어금니 수술 뒤에 콧물이 나오고 뼛가루 같은 하얀 가루가 나온다는 경험담을 들은 적이 있는데 괜찮은 건가요?

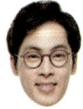 네, 맞습니다. 상악동 거상술 후 콧물이 나올 수도 있으며, 또한 이식한 뼛가루가 나올 수도 있어요. 이와 같은 증상은 짧게는 1~2주,

길게는 한 달까지 나타날 수 있으므로 정상적인 과정으로 보시고 걱정하지 않으셔도 됩니다.

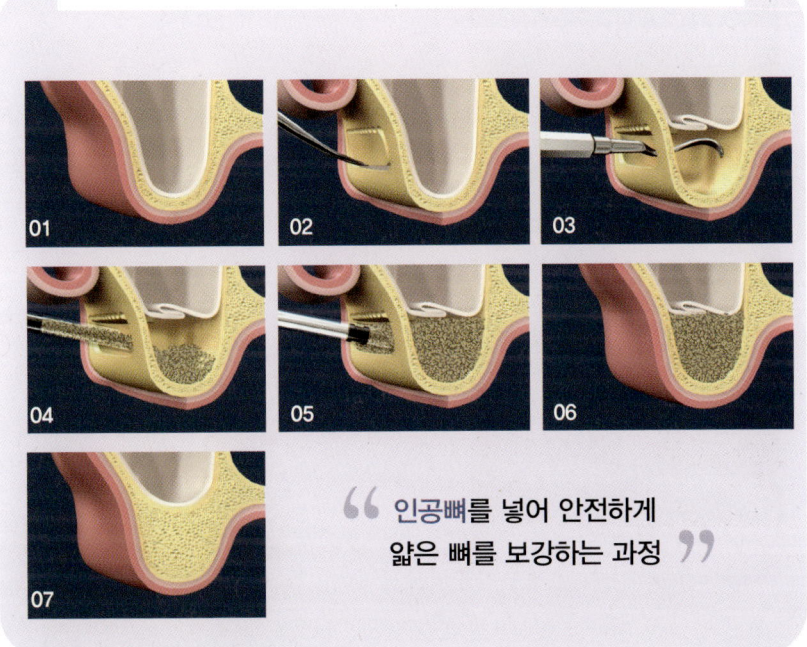

상악동 뼈이식 - Window opening

" 인공뼈를 넣어 안전하게 얇은 뼈를 보강하는 과정 "

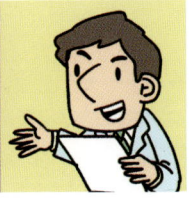

최근에는 위와 같이 상악동 뼈이식도 복잡하고 통증이 크지 않으며 내비게이션 임플란트를 통해 간단하게 하실 수 있습니다.

■ 상악동 뼈이식의 실제 CT 사진

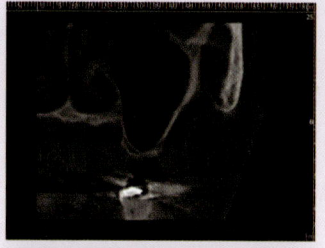

- 윗어금니가 빠지고 난 후 방치하셔서 상악동의 공기주머니가 커지고 임플란트를 심을 수 있는 뼈가 없는 상태의 CT입니다.
- 마치 풍선 같은 상태가 되어서 임플란트를 심을 수가 없게 됩니다.

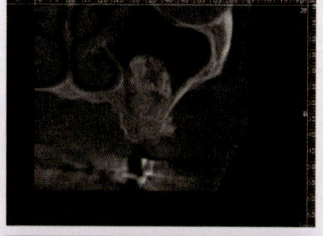

- 상악동 거상술을 통해서 인공뼈를 이식한 후의 CT 사진입니다.

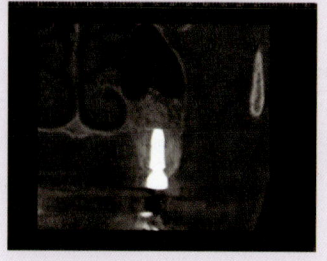

- 인공뼈가 다 굳게 되면 임플란트를 심고 치아 몸통을 만들게 됩니다.

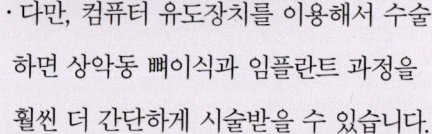
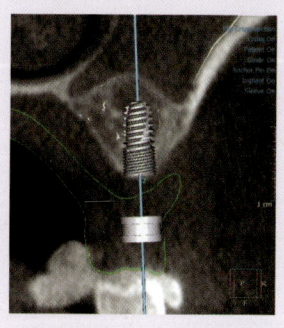

- 다만, 컴퓨터 유도장치를 이용해서 수술하면 상악동 뼈이식과 임플란트 과정을 훨씬 더 간단하게 시술받을 수 있습니다.

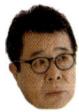
원장님, 뼈이식을 하고 기다리는 시간이 좀 길던데, 그 기간을 줄일 순 없을까요? 빨리 이를 끼워주셔야 속 시원히 식사할 수 있을 텐데요.

선생님 같은 환자분이 계시면 저는 늘 이와 같은 모형을 보여드립니다. 바로 스티로폼에 못을 박은 것인데요. 여기 박힌 못은 어떨까요? 금방 뽑히겠죠? 지금 백 선생님의 잇몸은 스티로폼 같은 상태인 부분이 있어 너무 서둘러 치아를 완성하게 되면 문제가 생길 수 있지요.

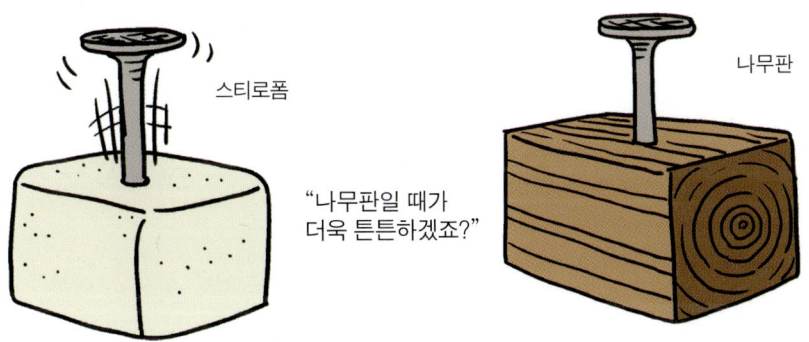

스티로폼

"나무판일 때가 더욱 튼튼하겠죠?"

나무판

일반적으로 과거에는 뼈이식 재료 자체들이 좋지 않았기 때문에 상악동 뼈이식을 해야 하는 경우 짧게는 6개월, 길게는 1년까지도 기다렸는데요. 하지만 요즘은 인공뼈를 빨리 굳게 해주는 보조적인 방법들이 다양하게 나와 있어서 치료 기간을 많이 줄일 수 있게 되었지요.

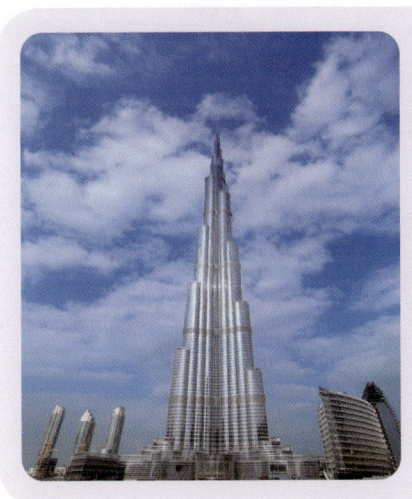

"과거 사막엔 건물을 지을 수 없었지만, 요즘엔 기술이 좋아져서 고층빌딩도 지을 수 있듯이 임플란트도 과거에는 잇몸뼈가 없거나 약한 곳에는 시술할 수 없었지만 요즘은 치과 기술의 발달로 임플란트 시술이 가능해진 것이지요."

◀ 두바이 사막에 우리나라 기술로 지은 세계 최고층 빌딩

요즘은 빠른 경우 상악동 뼈이식을 하더라도 2~3개월 만에 수술하는 경우도 있으며, 조건만 맞는다면 뼈이식을 하면서 동시에 임플란트 수술을 하여 수술을 두 번 하는 일이 없도록 하고, 임플란트 치료 기간을 대폭 줄이는 방향으로 치료하는 것이 추세입니다.

하지만 뼈이식을 한다고 해서 그 자체가 뼈가 되는 것이 아닌데요.

'건물을 지을 때, 골격이 되는 철근 = 인공뼈
철근에 붓는 콘크리트 = 본인 치조골에서 공급되는 혈액'과 같아요.

"똑같이 뼈이식을 하더라도 기존에 치조골이 어느 정도 있던 사람은 빨리 할 수 있으나, 기존에 있던 치조골이 적을수록 이식한 뼈가 굳는 데는 시간이 더 걸리게 되는 것입니다."

따라서 이와 같은 이유로 똑같이 뼈이식을 해도 사람마다 기다리는 시간이 달라지게 되는 것인데요. 치조골이 단단하게 충분히 굳은 후에 임플란트를 심는 것이 중요합니다.

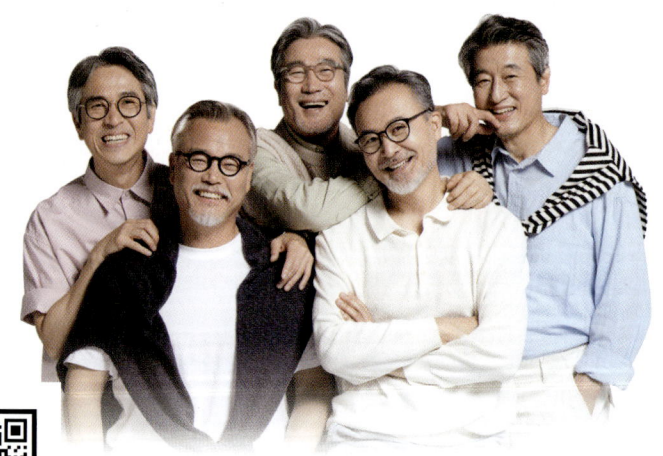

아빠의 봄날 영상을 보시려면 해당 QR코드를 사용 중인 휴대폰 카메라로 스캔해 보세요!

상악동 뼈이식 수술 후에 코를 푸시거나 담배를 피우시면 상악동에 공기가 급격하게 순환하여 이식해 놓은 뼈가 움직여서 굳지 않습니다. 레미콘 차에 실린 시멘트가 회전하면서 굳지 않는 것처럼 말입니다.

따라서 뼈이식 후에는 반드시 금연하시는 것이 중요합니다 !!!

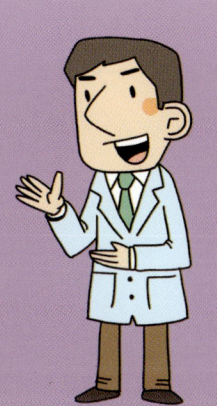

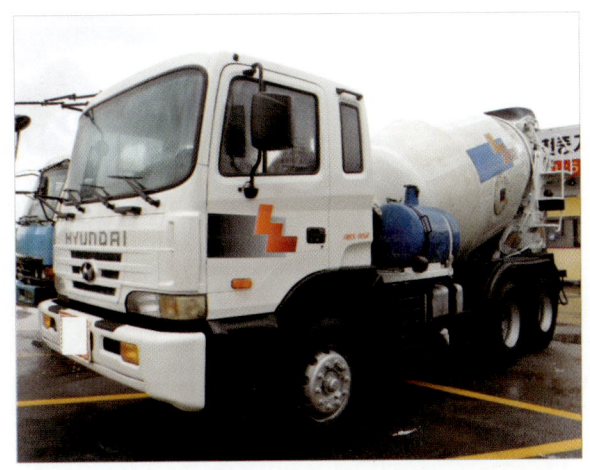

▲ 레미콘 차에 실린 시멘트가 회전하면서 굳지 않듯이 코를 풀거나, 담배를 피울 시, 이식해 놓은 뼈가 움직여 굳지 않게 됩니다!

"치료 후 살맛나는 인생을 되찾았습니다."

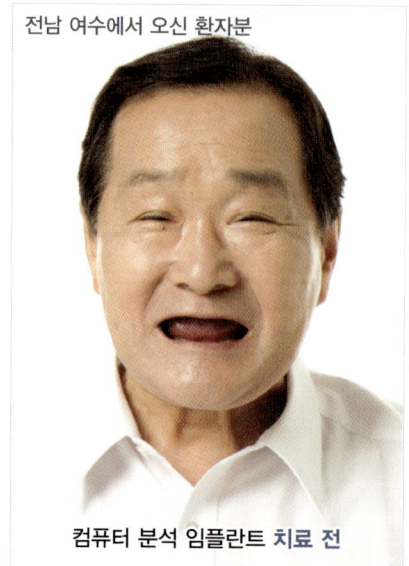

컴퓨터 분석 임플란트 **치료 전**

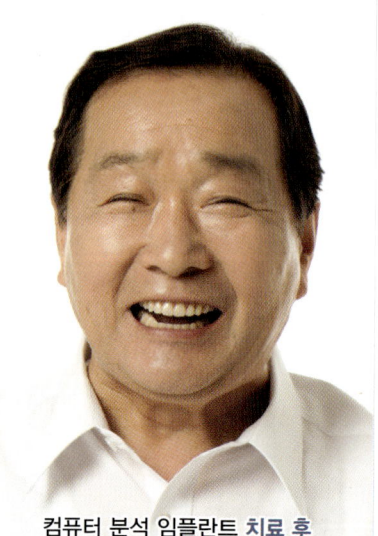

컴퓨터 분석 임플란트 **치료 후**

전남 여수에서 오신 환자분

50대 중반, 남들과 똑같은 일상을 살면서 바쁘다는 핑계로 힘들다는 핑계로 치아 관리에 소홀했던게 사실입니다. <u>젊다면 젊은 나이에 당뇨라는 고질병까지 함께 찾아오면서 일찍이 틀니 생활을 시작하게 되었지요.</u>

저의 인생에 있어 틀니는 수치, 장애, 그리고 남들에게 말할 수 없는 비밀이었습니다. 직장 생활을 하다 보면 밖에서 식사를 하는 경우가 허다한데, 혹 다른 사람이 눈치라도 챌까 늘 마음이 조급하고 음식을 급하게 먹는 버릇까지 생겨 매 식사 마다 소화제가 필요할 정도였지요.

매번 꼈다 뺐다 하는 불편함과 양치할 때마다 나오는 음식 찌꺼기 등 내 자신도 이렇게 괴로운데 세월이 흘러 다른 사람의 손을 빌리면 어쩌나 하는 끔찍한 생각에, 넉넉한 살림은 아니지만 가족들과 상의하여 임플란트를 결심하게 되었습니다. 하지만 수소문 끝에 찾아갔던 치과에서 임플란트는 불가능하니 틀니를 다시 하라는 소리를 듣게 되었지요. 이유를 물어도 돌아오는 건 귀찮아하는 목소리 뿐, 너무나 불친절한 태도에 실망해 다른 어느 병원도 가기 싫어지더군요.

 그렇게 자포자기의 심정으로 지내던 어느 날 서울에 사는 며느리에게 전화 한통이 왔습니다. 친구 어머니가 임플란트 수술을 받은 곳인데 평도 좋고 치료도 잘한다고 하니 검사라도 받아보자며 저를 설득하더라고요. 신경 써주는 마음이 예쁘고 고마워 그날로 차표를 끊고 서울로 올라가게 되었습니다.

 또 상처만 받지는 않을까 기대 반, 근심 반으로 젊어지는치과병원에 들어섰을 때 친절하게 맞이해주시는 직원들의 상냥함에 큰 위안을 받았습니다. 새벽 기차를 타고 오느라 고단했던 긴 여정의 피로를 풀어주는 듯했지요.

 필요한 검사를 마치고 장 원장님께서는 정확한 제 상태와 치료의 모든 과정에 대해 친절히 설명해 주셨습니다. <u>검사 결과 임플란트가 가능하다는, 저에게는 기적과도 같은 소식을 들을 수 있었고, 원장님 덕분에 지금 이렇게 건강하게 웃을 수 있게 되었습니다.</u>

 모든 임플란트 수술을 마친 지금은 식사를 하는 데 전혀 불편함이 없고 명절이면 아들 녀석과 술 한잔도 할 수 있게 되었습니다. 또 원장님과의 약속대로 30년간 피우던 담배를 끊게 되어 건강도 더 좋아졌습니다. 새로이 시작된 제 인생이 얼마나 좋은지 말로 다 표현할 수가 없네요.

 원장님께서 튼튼하게 만들어주신 치아 잘 관리하면서 살겠습니다. 앞으로도 치아로 고통받은 환자들에게 많은 사랑을 베풀어주시기 바랍니다. 감사합니다.

정병준 드림

6 부작용 걱정, 이제 그만!

원장님! TV를 보니까 임플란트 수술 후 신경마비도 왔다고 하고 축농증도 생겼다고 하더라고요. 임플란트를 하면 생길 수 있는 부작용은 없나요? 수술이 잘못될 수도 있잖아요. 저도 전에 받은 임플란트가 영~ 시원치 않아서 고민이에요.

하하하! 그런 걱정은 안 하셔도 됩니다. 임플란트 시술 전부터 컴퓨터로 정확한 진단과 계획을 짜기 때문에 수술이 잘못되거나 부작용이 생길 염려가 적지요. 자, 이제부터 전체 안면부에 CT 촬영을 시작할까요?

네? CT라구요? 무슨 치아 치료를 하는데 CT 촬영을 합니까? 전에 다른 병원에서는 X-레이만 찍었다고요.

정확한 진단과 성공적인 임플란트를 위해 CT 촬영은 꼭 필요합니다!

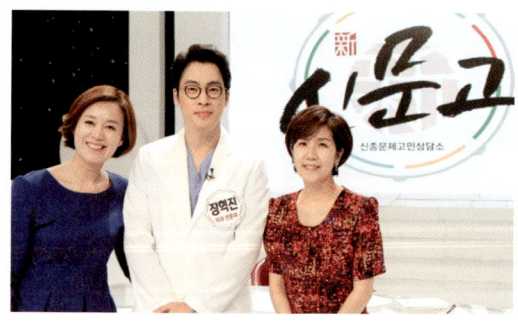

▲ TV조선 〈신문고〉 임플란트 부작용 및 재수술 전문가로 출연

••• 성공적인 임플란트를 위한 CT 촬영 및 진단 •••

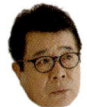 임플란트 치료에서 컴퓨터 단층촬영(CT)이 왜 중요한가요?

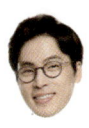 첨단 CT로 임플란트 식립 부위를 정밀 촬영하여 성공적인 시술을 진행할 수 있는데요. 치과전용 CT는 기존 디지털 장비보다 정밀도가 약 3,000배이므로 정확한 진단이 가능해 앞서 말씀하신 수술 시의 부작용이 현저히 줄어들게 되지요.

■ CT의 장점

기존의 2차원적이었던 치과 X선이나 디지털 파노라마 X-ray보다 3,000배 이상의 정확성, 정밀성을 보유하고 있습니다. 또한, 3차원 입체영상을 통해 병소의 위치, 깊이, 넓이, 길이 등을 정확하게 파악할 수 있어 임플란트 등 각종 질환들을 매우 광범위하게 진단합니다.

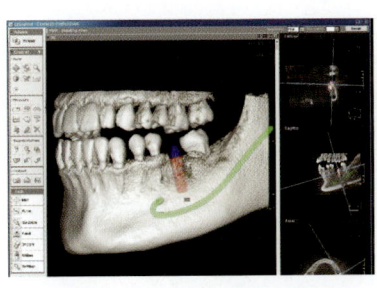 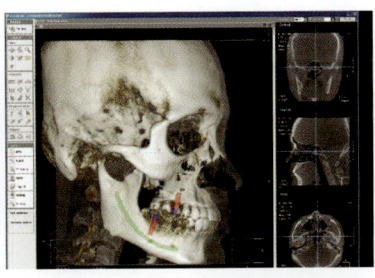

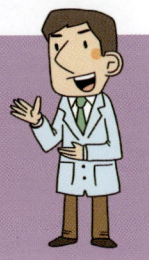

"우리 몸은 평면이 아니기 때문에, 과거의 평면적인 방사선 사진으로는 정확한 임플란트 치료 계획을 세울 수 없었습니다. 그래서 최근에는 오차 없는 정확한 임플란트 시술을 위해 컴퓨터 단층촬영을 통해 진단하고 있습니다."

■ 고가의 최첨단 3차원 CT 장비

성공적인 임플란트 수술을 위해서는 치료 전에 정확하고 안전한 진단이 무엇보다 중요하지요. 아무리 좋은 기술과 재료를 사용한다 하여도 정확한 진단 없이는 완벽한 수술이 불가능하기 때문입니다.

최첨단 3차원 CT 장비는 엑스선이나 초음파를 여러 각도에서 인체에 투영하고 이를 컴퓨터로 재구성하여 인체 내부 단면의 모습을 화상으로 보여주는 장비입니다.

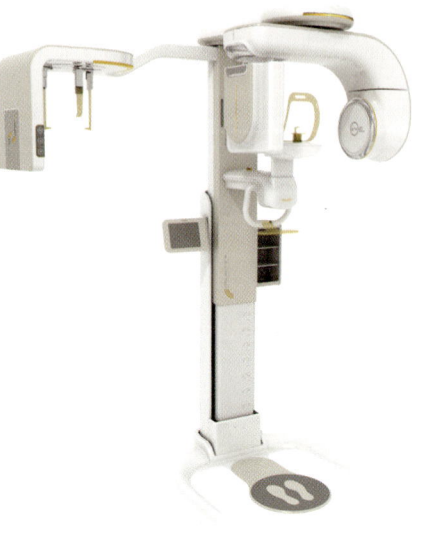

머리 뒷쪽에서 투시된 입체 영상을 통해 육안으로는 볼 수 없었던 치아의 뒷면과 골격까지 보는 것이 가능해 얼굴뼈의 구조, 중요한 신경관의 위치까지 정확히 파악하여 치료 시 높은 안전성을 확보할 수 있지요.

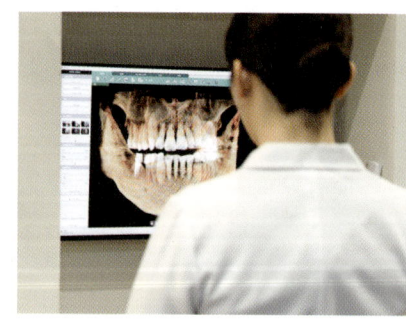 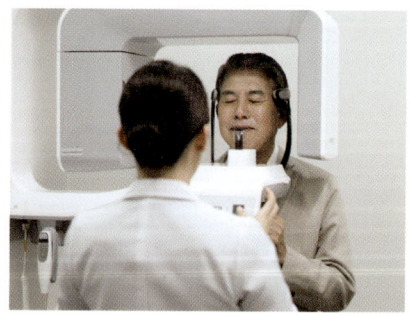

▲ 성공적인 임플란트를 위한 CT 촬영 모습

■ 임플란트에서의 CT

과거에는 임플란트 시술 시 잇몸뼈의 상태를 직접 확인해야 했기 때문에 잇몸을 절개해야 했던 반면, 최근에는 CT 촬영을 통해 절개하지 않고도 치조골 상태를 3차원으로 미리 확인해 볼 수 있게 되었습니다. 임플란트를 심을 위치만 선택적으로 찾아내는 것이 가능해져 마취는 물론 출혈도 줄일 수 있는 최적의 수술 환경이 된 것이지요.

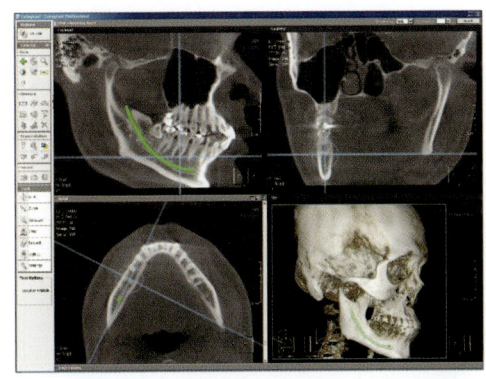

▲ 입체적인 정밀분석이 가능한 3차원 CT

**해당 QR코드를 사용 중인
휴대폰 카메라로 스캔해 보세요!**

-

장혁진 원장님의 설명을
동영상으로 확인하실 수 있습니다.

7 한 번 심은 임플란트, 평생 간다?

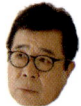

원장님, 이제 임플란트 치료하면 평생 쓸 수 있을까요? 이번이 두 번째인데 또 재치료를 받을까 겁부터 나네요.

임플란트는 재혼을 하는 것과 같습니다. 한 번 치아와의 이별을 겪은 사람은 또다시 임플란트와 이별을 겪을 수 있으므로 또다시 실수하지 않도록 임플란트를 아끼고 사랑하는 마음이 있어야겠지요.

■ 임플란트의 수명

임플란트는 관리에 따라 반영구적으로 사용이 가능합니다. 성인의 경우, 치아 손실은 대부분 잇몸에 문제가 있기 때문인데요. 그러므로 잇몸질환만 조심한다면 자연치를 끝까지 유지할 수 있으며, 반영구적으로 사용할 수 있습니다.

제가 시술했던 환자들 중 12년 전에 시술했던 환자들의 95% 이상이 시술했던 당시와 거의 변함없이 상태를 유지하고 있습니다. 다만, 5% 정도는 보철물의 파손이나, 임플란트의 부러짐 또는 임플란트의 흔들림으로 교체 시술을 받는 경우도 있으며, 5% 정도는 10년 후 임플란트 주변의 치조골 소실이 있었습니다. 이처럼 임플란트 수명이 얼마나 될지 아직 현대 의학에서 정확히 예측하기는 어렵지요. 임플란트 시술 후 불편함이 없더라도 치과를 정기적으로 찾아 방사선 사진을 찍어 뼈 흡수량을 검사하고, 인공치아 주위에 잔뜩 낀 치태를 관리하는 것이 중요하겠죠. 또한, 윗니 아랫니의 맞물림 상태를 정기적으로 체크하는 것이 임플란트 수명을 오래 유지하는 비법입니다.

정리하자면 평생 인공치아를 유지하기 위해서는 첫째, 충분한 치조골이 있는 상태에서 임플란트에 숙달된 치과의사가 시술해야 하며, 둘째, 인공치아 위 보철물의 교합이 잘되도록 정교한 상태로 만들어져야 합니다. 그리고 마지막으로, 시술 후 환자의 정기적인 내원이 꼭 필요하겠죠. 환자 스스로 임플란트 유지를 위해 칫솔질과 치간 칫솔 또는 치실을 올바르게 매일 사용함으로써 구강을 청결히 하는 등 지속적·적극적인 관리도 중요하며, 너무 단단하거나 질긴 음식은 삼가는 게 좋겠습니다.

■ 임플란트 수명의 연관 요소

환자 요소	환자의 선천적인 치주 상태
	환자의 전신 상태
	흡연 여부
	환자의 관리 정도
기타 요소	의사의 시술경험, 시술의 완벽도, 시술의 정확성
	우수한 재료와 장비의 사용 여부, 지속적인 환자 리콜 시스템

이와 같이 임플란트 치아는 치태 제거, 교합 검사, 정기적 치과 검진을 해야 오래도록 수명을 연장할 수 있음을 명심해야 할 것입니다.

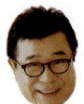
하하! 원장님 제가 관리만 잘하면 오래오래 쓸 수 있다는 말씀이시죠?

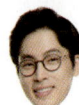
그렇죠. 그런데 저하고 한 가지 꼭 약속해 주셔야 할 게 있습니다. 이 약속을 안 해주시면 저도 임플란트 치료를 해드릴 수 없습니다.

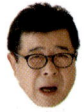 무슨 약속인데, 이렇게 엄포를 놓으십니까? 겁나네요.

임플란트 수술 날 전까지 금연하시는 겁니다. 뿐만 아니라 수술 이후에도 담배를 끊으시겠다고 저하고 약속해주시죠. 이전에 수술받은 임플란트가 실패했던 이유 중 하나는 다른 원인도 있겠지만 흡연과도 밀접한 연관이 있습니다. 약속해 주실 수 있지요, 선생님?

■ 담배는 공공의 적

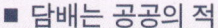
임플란트와 흡연에 관한 기사

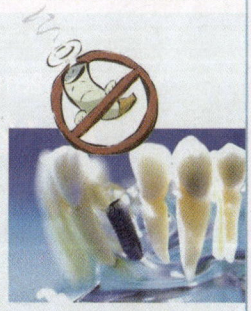

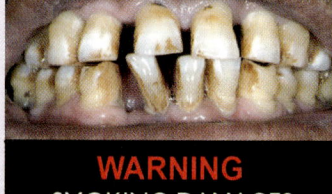
▲ 흡연과 치아 건강의 유해성 관련 광고

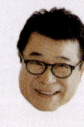 아~ 그렇군요! 담배가 임플란트 실패의 원인이 되는군요. 앞으로 끊도록 노력하겠습니다.

> **장혁진 원장의 advice 임플란트를 결심했다면 꼭 금연하세요!**

흡연은 임플란트 실패의 주범이므로 임플란트 시술 전부터 금연하는 것이 좋습니다. 담배를 피울 경우 임플란트와 골의 융합이 잘 되지 않아 금연한 경우보다 실패율이 2배나 높다고 알려져 있는데요. 치아를 빼거나 외과적 시술을 하거나 항생제를 처방했을 때도 흡연자는 약물이나 시술의 효과가 떨어집니다.

따라서 임플란트 치료를 결심했다면 반드시 금연하도록 해야 합니다. 실제로 저는 시술 기간 동안 금연하지 않는 분께는 아예 수술을 시작하지 않습니다.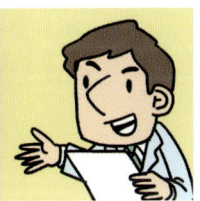

1. 구강 건강에 미치는 흡연의 영향

① 구강암 6~18배 증가

② 치주질환 발생률 4배 증가

③ 치아가 모두 빠질 확률 2배 증가

④ 급성 괴사성 잇몸염의 확률 10배

⑤ 발치 후 통증 증가 - 외과적인 발치 후의 통증을 호소하는 경우가 더 많습니다.

⑥ 시술 후 치유 지연과 감염 증가 - 치과 시술 후 치유 지연이나 감염 등 문제를 일으키는 원인이 됩니다.

⑦ 골절 시 치유 지연 - 구강 외과적 시술 후의 치유 과정에 나쁜 영향을 줍니다.

⑧ 혈액순환 감소와 산소 공급저하로 이식 조직의 괴사 증가 - 혈류 감소와 산소 공급의 저하로 치주조직의 괴사가 일어납니다.

⑨ 구강 건조증으로 충치 증가 - 구강 건조증으로 인한 언어 장애나 불면증이 나타나기도 하며, 의치의 접착성이 떨어져 의치에 의한 외상으로 궤양이나 통증도 자주 일어납니다.

■ 임플란트의 가장 큰 적은 담배!

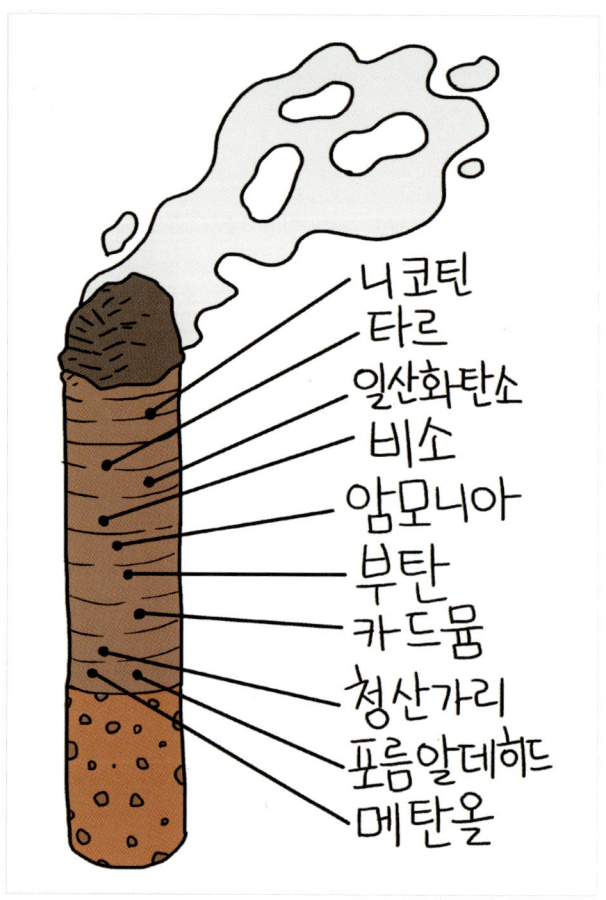

**해당 QR코드를 사용 중인
휴대폰 카메라로 스캔해 보세요!**
-
장혁진 원장님의 설명을
동영상으로 확인하실 수 있습니다.

2. 임플란트에 미치는 흡연의 영향

① 임플란트 식립 부위의 산소 공급 저하

산소 공급 저하로 치유 지연과 임플란트의 성공률이 감소합니다.

② 임플란트 주위의 골 형성 저하

비흡연자에 비해 신체 내 모든 골격 부위의 뼈 강도가 저하되는 골 양의 감소는 임플란트의 성공률과 밀접한 관계가 있는 골밀도의 감소로, 임플란트 실패의 원인이 됩니다.

③ 시술 부위의 영양 공급 저하

시술 부위의 혈류 저하로 염증성 질환을 악화시키고 치유를 지연시켜 임플란트의 실패를 초래하는 원인으로 작용합니다.

④ 임플란트 초기 고정력 저하

임플란트 시술 후 초반기 고정력 저하를 야기하고 성공적인 골 유착 반응을 늦추어 결국 임플란트의 약화를 초래합니다.

⑤ 염증 반응의 증가

조직 관류 산소량의 저하와 항체 반응의 변화, 중성구와 대식세포 수의 감소, T임파구 증식 변화 등은 시술 초기의 치유 지연을 유발하여 임플란트의 실패율을 증가시킵니다.

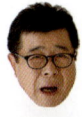

여러분! 우리 모두 이번 기회에 꼭 금연을 해야겠군요.

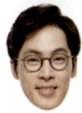

네, 맞습니다. 금연하시면 본인의 건강뿐 아니라 주변 분들도 다 행복해지시는 길입니다. 모두 금연하시기 바랍니다.

8 값싼 임플란트의 함정

원장님, 사실 임플란트를 앞두고 있는 분들이 가장 걱정하는 부분이 비용이 얼마나 들까, 이거 아니겠습니까? 다른 시술보다 워낙 고가인지라 어느 병원 가면 더 싸다더라, 이런 저런 말을 많이 하더라고요.

그렇습니다. 환자분들이 체감하시는 경제적인 부담을 무시할 수 없지요. 그러나 너무 값싼 임플란트만 찾으시다 보면 함정에 빠질 수 있으니 주의하셔야 합니다. 싼 임플란트를 찾기보다는 좀 더 계획적으로 비용을 줄일 수 있는 방법을 찾아야 합니다.

첨단 의술과 장비를 이용해서 시술할 임플란트 개수를 줄이는 것이 값싼 임플란트를 시술하는 것보다 훨씬 저렴한 셈이니까요.

구증구포

(명사) 〈한의학〉 약재를 만들 때 효과를 위해 찌고 말리기를 아홉 번씩 하는 일.

정말 아홉 번 찌고 아홉 번 말리는 힘든 과정을 일반 소비자들은 알 수 없지만, 우직하게 양심적인 약재상들만이 묵묵히 약재 제조과정을 수행한다는 믿음의 단어입니다.

임플란트는 그 특성상 한 번 치료를 하면 다시 임플란트를 수술한다는 것은 너무도 어려운 일입니다. 그렇기에 실력 있는 의사에게 수술받는 것만큼이나 중요한 것은 수술 시에 쓰이는 장비와 재료입니다. 특히, 수술 시에 쓰이는 재료는 사람 몸속에 들어가는 이식재이기 때문에 안전하고 충분히 검증받은 우수한 재료를 사용하는 것이 중요한 것이지요.

임플란트에 사용되는 임플란트 매식체뿐 아니라 인공뼈, 인공뼈 차단막 장비 등 실제로 임플란트 수술 시에 사용되는 다양한 장비나 재료 등은 값싼 저급 재료 등을 사용한다고 하더라도 당장은 큰 문제가 없어 보입니다. 하지만 2~3년 안에 손상되어 결국엔 임플란트를 빼게 되는 경우가 많이 있습니다. 따라서 치료를 받으시는 환자분들도 비용을 최소화할 수 있는 것도 중요하지만, 너무 값싼 임플란트 치료비용으로 현혹하는 의료광고 등은 조심하시는 것이 좋습니다.

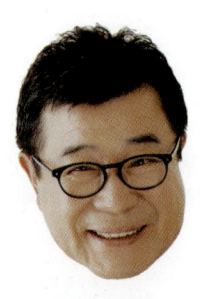

임플란트는 안정성과 얼마나 오래 쓸지를 먼저 따져보셔야 합니다!

해당 QR코드를 사용 중인 휴대폰 카메라로 스캔해 보세요!

-

장혁진 원장님의 설명을 동영상으로 확인하실 수 있습니다.

값싸고 저급한 임플란트와 수술 재료를 사용하면 언젠간 탈이 나게 되어 있습니다.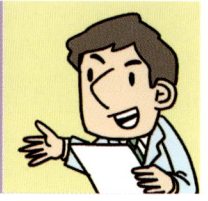

••• 임플란트 보증제를 시행하고 있는가? •••

특히, 임플란트 시술은 그 특성상 한 번 임플란트 치료를 하고 나면 재시술이 상당히 어렵습니다. 따라서 임플란트 치료에 대해 의사가 끝까지 책임지는 임플란트 보증제를 실시하고 있는 병원을 택하는 것이 좋습니다. 저희 임플란트 센터의 경우에는 다음과 같은 진료 보증제를 실시하고 있습니다. 함께 살펴볼까요?

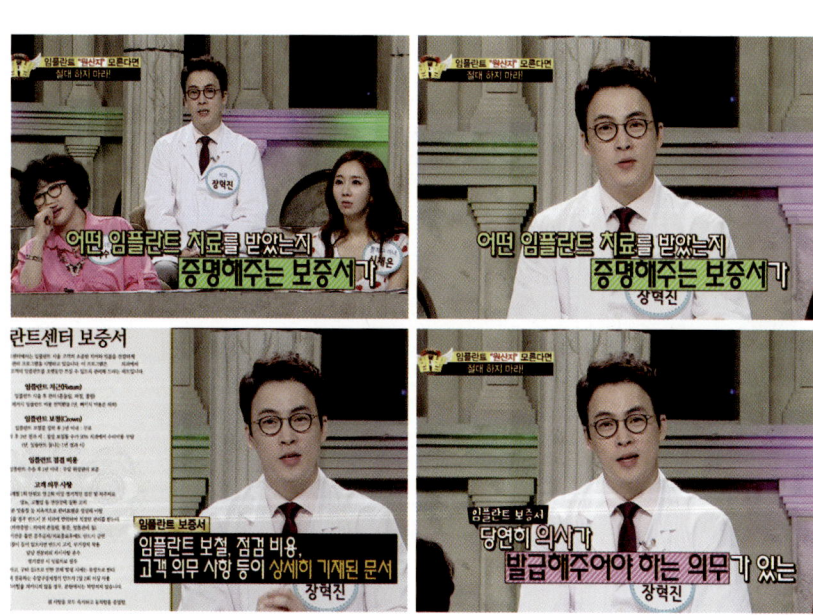

임플란트센터 보증서

공정거래위원회
표준약관 제 10071호
(2013. 10. 25 제정)

공정거래위원회의 제정사항을 준수합니다.

젊어지는치과병원 임플란트센터에서는 임플란트 시술 고객의 소중한 치아와 잇몸을 건강하게 유지되도록 하기 위해 관리 프로그램을 시행하고 있습니다. 이 프로그램은 젊어지는치과병원에서 임플란트 시술을 받으신 고객이 임플란트를 오랫동안 쓰실 수 있도록 관리해 드리는 제도입니다.

임플란트 치근(Fixture)
임플란트 시술 후 관리 (흔들림, 파절, 풀림)
흔들리거나 제거시 임플란트 비용 전액환불 (단, 뼈이식 비용은 제외)

임플란트 보철(Crown)
임플란트 보철물 장착 후 1년 이내 수리 : 무료

임플란트 점검 비용
임플란트 수술 후 1년 이내 수리 : 무상 위생관리 보증

고객 의무 사항
6개월 1회 단위로 연 2회 이상 정기적인 검진 및 치주치료
당뇨, 고혈압 등 전신상태 질환 고지
올바른 잇솔질 등 지속적으로 관리요령을 성실히 이행
자각증상이 있을 경우 반드시 본 치과에 연락하여 적절한 관리를 받는다.
(자각증상 : 치아의 흔들림, 통증, 잇몸관리 등)
치료기간중 흡연 음주금지 / 치료종료후에도 반드시 금연
이갈이 등이 있으시면 반드시 고지, 부가장치 착용
담당 전문의의 지시사항 준수
정기검진 시 잇몸치료 필수
본인 과실(사고, 구타 등)으로 인한 문제 발생 시에는 유상으로 한다.
본원에서 권유하는 수압구강세정기 반드시 1일 2회 이상 사용
상기 고객 의무사항을 지키지 않을 경우, 본원에서는 책임지지 않습니다.

위와 같은 보증서를 제공하거나
중장기적인 관리 프로그램을 제공하는 치과를 선택하는 것이 중요합니다.

••• 박리다매형 저가 임플란트의 문제점 •••

■ 실제 저가 임플란트 시술 피해 사례

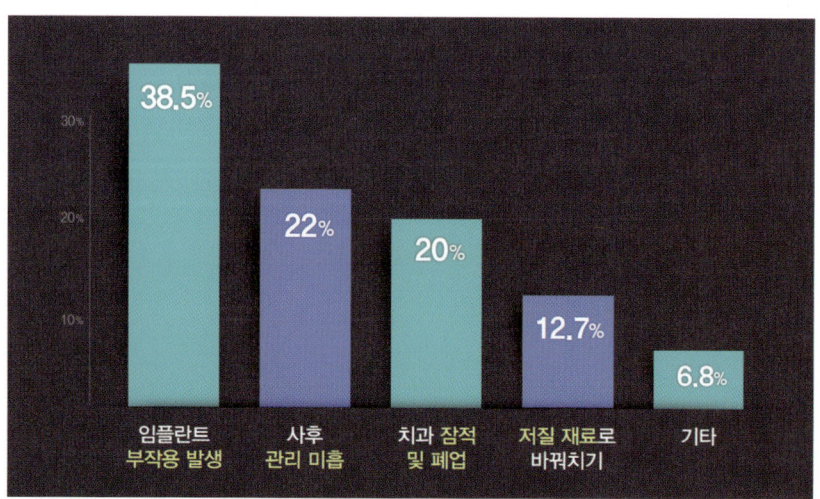

"저가 임플란트를 내세워 엉터리 수술 후
폐업, 잠적하는 치과도 다수!!"

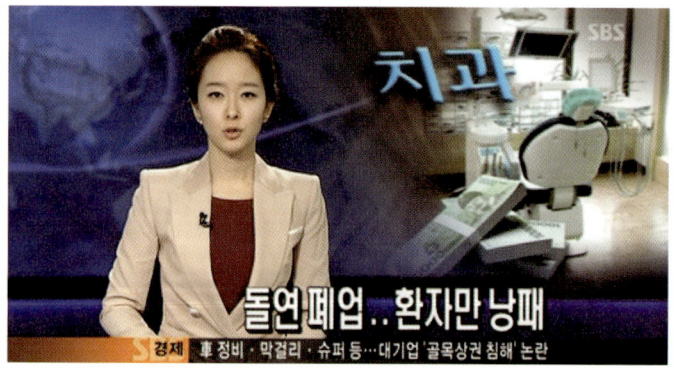

- SBS 〈8시 뉴스〉 보도자료 -

■ 박리다매형 치과의 구조

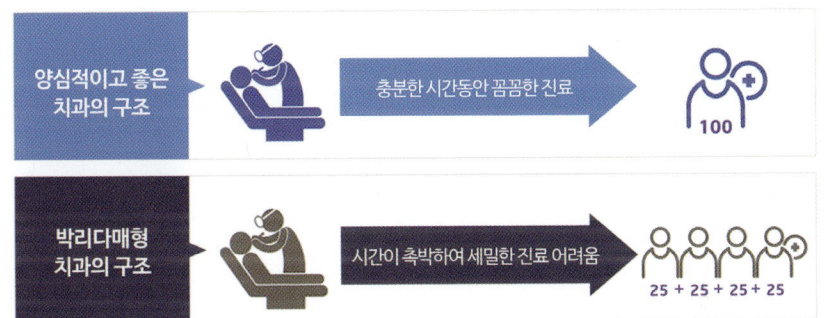

임플란트 치료는 공장식 박리다매가 절대 통할 수 없는 분야입니다. 장기간을 투자하여 치료하는 만큼, 믿을 수 있는 좋은 치과를 선택해서 제대로 치료받는 것이 중요합니다.

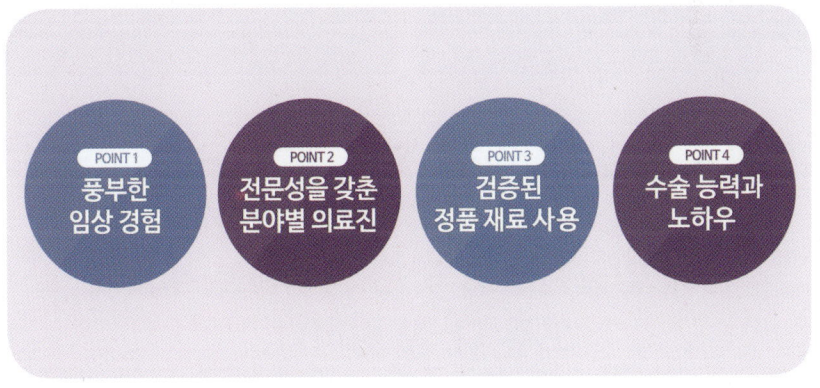

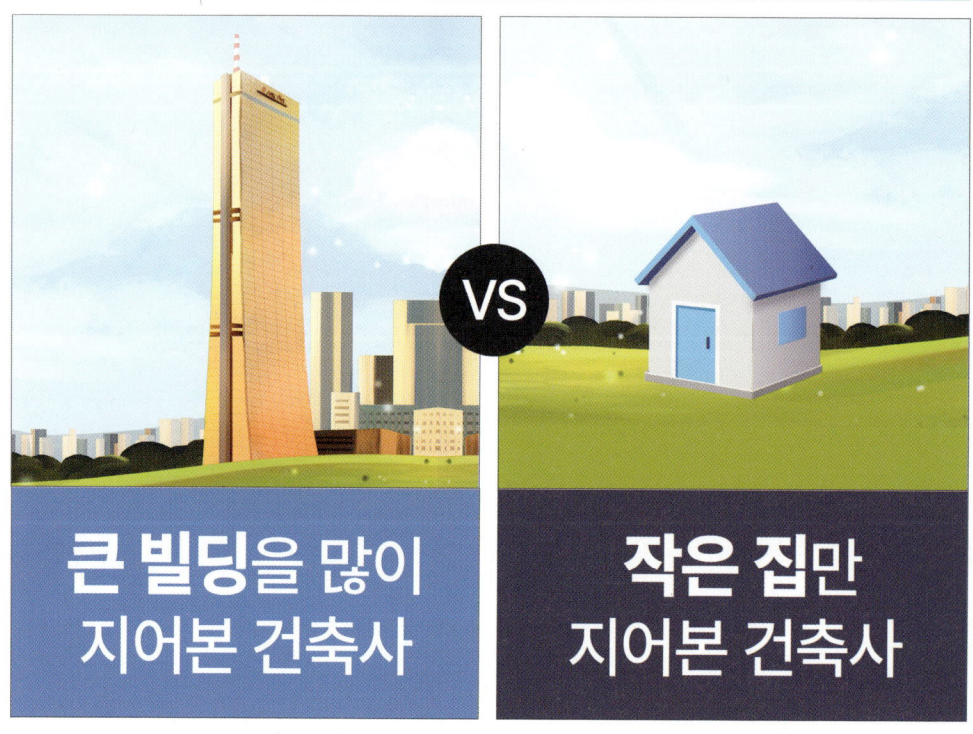

제4장

첨단기술과 치의학의 만남, 임플란트의 눈부신 진화

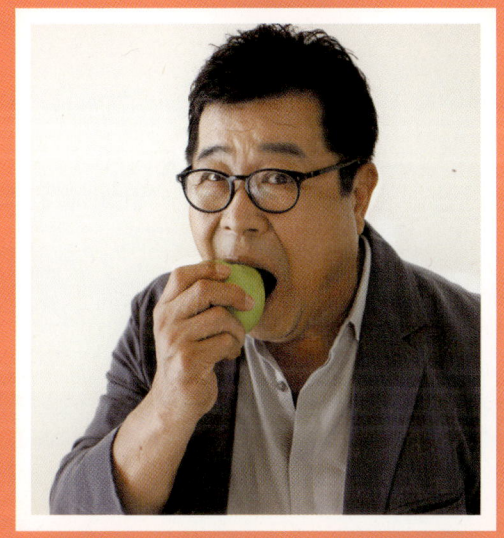

최첨단의 시대, 21세기!
인간의 삶의 질을 바꾸어준 3대 발명품 중 하나가 무엇인지 알고 계십니까?
바로 씹는 힘을 되돌려준 '임플란트'입니다.
1960년대 첫 시술에 성공한 임플란트 기술은 지금까지 눈부신 진화를 거치며
발전해 왔는데요, 도입된 지 불과 20년도 안 된 국내에서도 이미 없어서는
안 될 생활 속 발명품으로 자리 잡고 있습니다.

1 재미있는 임플란트 이야기

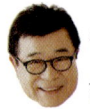 원장님! 원장님 설명을 듣다 보니 점점 더 궁금해지는데요. 세상이 많이 좋아진만큼 임플란트 기술도 많이 발전했을 것 같은데, 어떤가요?

그렇습니다. 임플란트가 치의학에 처음 이용된 것은 불과 60~70년 전인데 그동안 의학 기술이 눈부시게 진화해왔죠. 임플란트가 없던 시절엔 어떻게 살았을까 하는 생각이 들 정도로요.

자! 그렇다면 저와 같이 임플란트의 장점에 대해 더 공부해보실까요? 임플란트의 장점은 자연치아의 저작 기능을 재현, 씹는 즐거움을 주며, 반영구적 수명으로 경제적이며, 자연치아와 같은 편안함을 줍니다. 그럼 잠시 쉬어가는 시간으로 임플란트의 시초는 언제인지, 또 현재 어느 정도까지 발전했는지 그 역사에 대해 알아볼까요?
재미있는 이야기부터 들려드리죠.

••• 원시시대에도 임플란트가 있었다? •••

임플란트의 역사는 생각보다 오래되었습니다.
기원전 5,000년 무렵 고대 이집트에서는 상류층 여성이 죽으면 미라를 만들기 전에 일단 치아를 상실한 부위에 동물의 치아나 상아를 조각해 심었다고 합니다. 인류 최초의 틀니는 기원 전 1,000년쯤, 한 페니키아인이 착용한 것으로 추정됩니다. 아래 앞니 4개가 금줄로 묶여 양쪽 송곳니에 고정되어 있었는데, 다른 사람에게서 빼낸 것이었죠.

기원전 800년쯤엔 이탈리아 반도에 살았던 에트루리아인이 상아나 뼈로 틀니를 만들었다고 전해집니다. 기원전 600년 전에는 고대 이집트 마야인의 아래턱(하악전치부)에서 치아 모양으로 다듬어진 조개껍데기를 발견하기도 했습니다.

그리고 고대 마야인들은 아름답게 보이기 위해 혹은 종교적인 이유로 특별하게 고안된 기구와 도구를 써서 천연 보석으로 가공한 인공치아로 잃어버린 치아를 대신해 넣기도 했다고 합니다.

예쁘기는 했겠지만 참 어색했겠지요?

■ 틀니 여왕, 틀니 대통령?

역사상 치통으로 고통스러워하던 왕들이 유난히 많았습니다. 틀니는 16세기 영국의 엘리자베스 1세가 많이 사용한 것으로 알려져 있는데요. '틀니 여왕'으로 불릴 만큼 유명했지요. 그리고 엘리자베스 여왕에 버금가는 '틀니 대통령'이 있었는데, 바로 미국의 1달러 지폐 모델인 초대 대통령 조지 워싱턴입니다.

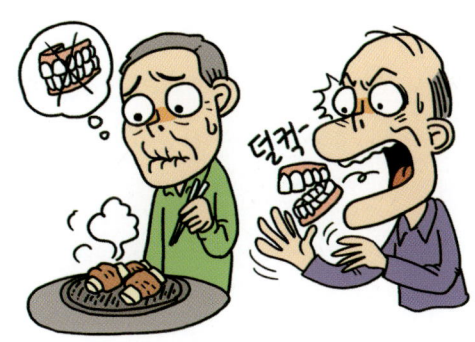

◀ 틀니의 불편함

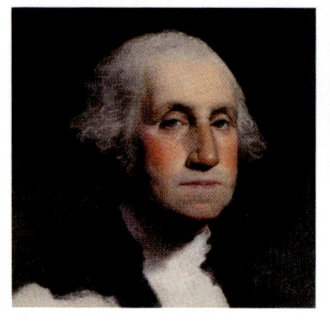 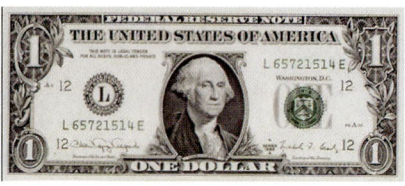

◀ 불편한 틀니로 입매가 어색해 보이는 조지 워싱턴의 초상화.

　조지 워싱턴은 주변 사람들에게 웃는 모습을 쉽사리 보이지 않았다고 하는데요, 그 이유는 바로 치통 때문이었습니다. 22세 되던 해부터 충치 때문에 매년 하나의 이를 뽑아야 할 만큼 치아 상태가 좋지 않았다고 합니다. 심지어 미국의 독립전쟁이 끝났을 당시 본인 스스로 입속의 틀니를 철사로 묶어 사용할 만큼 치아 상태가 아주 열악했다고 하는데요. 그런 모습을 본 평소 절친한 치과의사 존 그린우드는 조지 워싱턴의 치아 상태가 안 좋은 것을 알고 해결하기 위해 방안을 마련했습니다. 그 해법은 이를 모두 뽑고 의치를 만들어주는 것이었는데요. 그 당시 틀니에는 많은 문제가 있었다고 합니다.

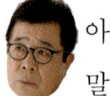 아이쿠! 그렇게 불편한 틀니를 어떻게 입안에 넣고 다녔을까요? 정말 힘들었겠네요.

네, 맞습니다. 현대 기술로 보면 너무나 엉성해서 행여 틀니가 빠질까 봐 웃을 수도 없을 정도였다고 하네요. 식사를 할 때 덜그럭덜그럭 큰소리가 나는 것은 물론이고, 조심하지 않으면 빠져버리는 일도 많았다고 합니다. 또한, 늘 입을 앙다물고 있어야 하니 사람들에게 험악한 인상을 심어줄 수밖에 없었겠죠.

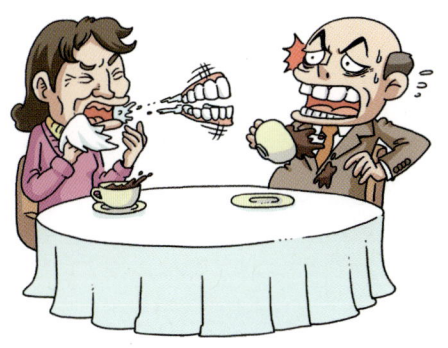

▲ 틀니의 불편함

조지 워싱턴이 1789년에 대통령으로 취임할 때, 그는 순수한 상태의 자연치아 1개를 빼고는 존 그린우드가 만들어준 의치 세트를 착용하고 있었습니다. 의치 세트 때문에 입안에 나선 모양의 스프링까지 집어넣어야 했죠. 그는 다양한 종류의 틀니를 소유했어요. 이 틀니들을 만들기 위해 사용한 재료도 금, 상아, 인간의 치아 등 다양했으며 조지 워싱턴 주치의로는 무려 10여 명의 치과의사가 포진되었습니다.

조지 워싱턴의 치아 문제는 틀니 역사 발전에 기여했을지도 모릅니다. 하지만 그 자신은 치아 문제로 대통령으로서 두 번째 취임 연설을 하는 데 상당한 장애를 겪어야 했지요.

조지 워싱턴은 의치, 즉 틀니를 낀 상태라 연설 시 우물우물하고 불분명한 발음으로 사람들에게 좋은 평가를 받지 못했다고 합니다.

그럼에도, 가혹한 치통으로 고생했던 조지 워싱턴의 길고 괴로운 투쟁 이야기는 치과 역사뿐만 아니라 세계사에서도 의미를 남기고 있습니다. 그는 당시의 조잡하고 불편했던 의치 사용을 잘 견뎌낸 의지력 강한 위인이었지요.

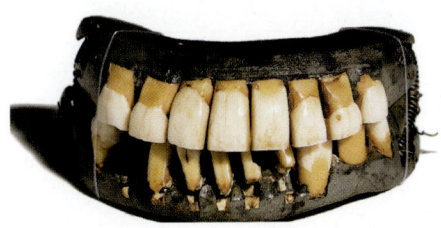

제4장 첨단기술과 치의학의 만남, 임플란트의 눈부신 진화 **137**

치주질환으로 고생하시는 분들께서 말씀하시는 것은 대부분 비슷합니다.

"에이, 그냥 치아를 다 빼고 틀니하지 뭐!"

혹은 임플란트를 권해드리면 "그냥 틀니로 하면 안 되나요?"라고 말씀하시지요. 하지만 실제 임플란트가 아닌 틀니로 치료받으시고 나면 그 불편함 때문에 틀니를 끼지 않고 생활하시는 분들이 상당히 많이 계십니다. 비용을 절약한다는 이유로 틀니를 고집했다가 기껏 고생만 하시고 결국 다시 임플란트 시술을 하는 이른바 '이중고생'을 하시는 분들이 정말 많습니다.

••• 틀니, 뭐가 문제인가요? •••

1. 틀니는 끼웠다 뺐다 하는 불편함이 있습니다.
2. 틀니의 씹는 힘(저작력)은 자연치아의 3분의 1일 정도로 약합니다.
3. 틀니를 하면 잇몸의 크기가 자연치아나 임플란트에 비해 빨리 작아집니다.
4. 틀니는 음식 맛을 잘 느끼지 못합니다.
5. 항상 입 냄새의 원인을 안고 살아야 합니다.
6. 잇몸에 상처, 자극을 주어 정상적인 식사를 할 수 없게 합니다.
7. 정상적인 발음이 어렵고 대인관계가 어려워집니다.

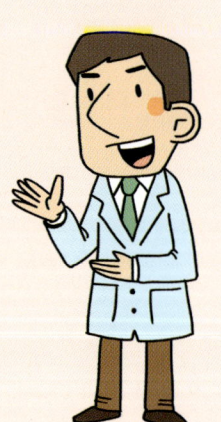

2 20세기 최고의 발명품, 임플란트

사실 임플란트란 게 생겨서 얼마나 다행인지 몰라요. 임플란트가 없었다면 저도 꼼짝없이 틀니를 할 뻔했잖아요. 틀니 끼고 연기할 생각을 하면 상상만으로도 끔찍하네요.

맞습니다. 기능에서부터 미적인 문제까지, 틀니로 고생해본 사람에게 임플란트란 20세기 최고의 발명품이라고 해도 과언이 아니죠. 틀니는 기능보다는 모양을 회복시키는 데 중점을 둔 것이기 때문에 씹는 데는 큰 힘을 발휘하지 못합니다.

사실, 틀니 때문에 겪는 설움은 겪어보지 않은 사람은 잘 모릅니다. '아! 이제 노인이 되었구나!'라는 허탈감이 들기도 합니다. 이런 심적 부담과 더불어 다른 치아에 힘을 가해주면서 다른 치아를 약하게 만드는 등 단점이 많아 새로운 개념의 '내 이 같은' 치아가 필요했습니다.

그 결과물이 바로 '임플란트'입니다.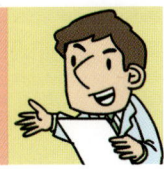

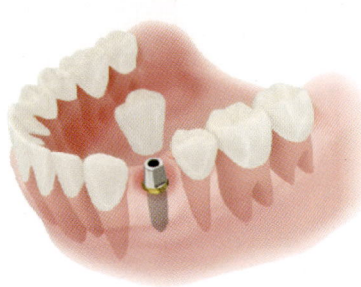

제4장 첨단기술과 치의학의 만남, 임플란트의 눈부신 진화 **139**

임플란트의 근대사

치의학에서 첫 임플란트는, 1940년대에 미국의 '달'이 '치주막하 임플란트'를 개발하면서 시작되었습니다. 1960년대에는 링코우가 블레이드 임플란트를 개발했으며, 1970년대에는 여러 가지 비금속 재료들로 제작하기도 했습니다. 하지만 이와 같은 임플란트들은 뼈와 붙지 않아 조금만 씹어도 빠지고 염증이 생기는 일들이 있었습니다.

••• 브레네막 임플란트 탄생(현대 임플란트 시스템의 원형) •••

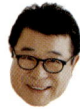
원장님! 궁금한 점이 있는데요, 이 최고의 발명품을 발명한 치과의사 선생님이 대체 누굽니까?

현대적 의미의 임플란트는 치과의사가 아닌 정형외과 의사가 개발했습니다. 스웨덴 예테보리 의과대학 교수였던 브레네막이 치과용이 아닌 정형외과용으로 개발하다가 우연히 아이디어를 얻어서 치과용으로 사용하게 되었지요.

••• 브레네막 교수가 개발한 것이 바로 '골유착 임플란트' •••

골유착 임플란트란, 인체에 해가 없는 인공치아의 뿌리를 치아가 없는 치조골에 심어 달라붙게 만든 후 인공치아를 고정시켜 치아의 원래 기능을 회복시키는 치료법입니다. 현재 시행되고 있는 대부분의 임플란트 시술법은 '골유착 임플란트'를 약간씩 변형한 방법입니다. 주로 티타늄이라는 금속이 사용되고 있는데, 티타늄은 '골유착 임플란트' 시술이 성공하는 데 결정적인 역할을 한 금속이지요. 즉, 이 금속이 우리 치조골과 한 덩어리로 붙는다는 성질을 이용한 것입니다.

••• 임플란트란 무엇인가요? •••

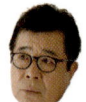 원장님과 지금까지 계속 임플란트에 대해 얘기 나누고 있는데, 솔직히 전 지금까지 임플란트가 정확히 뭔지도 모르고 있었네요.

임플란트란 용어는 말 그대로 이식물, 이식 수술 등을 말하는 것이지요. 결국 잇몸뼈에 인공뼈를 심고 그 위에 인공치아를 씌우는 방법을 말하는 거죠. 이 방법으로 심은 인공치아는 실제 치아와 거의 차이가 없습니다.

임플란트를 하면 주변의 뼈들이 부피와 구조를 유지하게 되고, 골의 흡수작용도 의치를 쓸 때의 20분의 1 이하로 줄어들게 됩니다. 따라서 임플란트를 한 사람은 치아를 잃어도 얼굴 길이가 짧아진다거나 하는 변화가 없습니다. 게다가 의치를 쓸 때처럼 발음이 새는 일도 없고, 음식물을 씹는 저작 기능도 정상 치아에 버금갑니다. 심리적 측면에서도 표정의 변화, 즉 무뚝뚝하거나 성난 얼굴이 되는 것을 막아줄 수 있지요.

••• 임플란트의 구조 •••

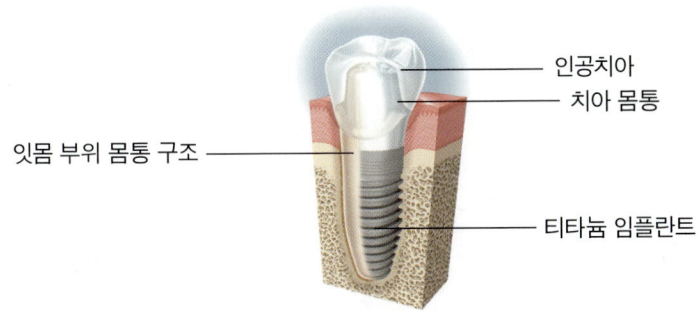

▲ 인공치아, 잇몸, 뼈(치조골), 티타늄 합금 임플란트

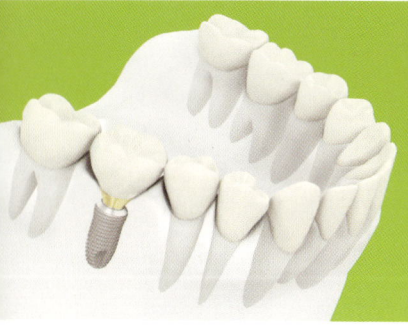

> 임플란트는 **치아가 빠진 부위에** 치아의 뿌리부터 머리까지 자연 치아처럼 만들어 주는 치료 방법**입니다.**

임플란트는 크게 뼈 속에 심어지는 뿌리 부분과 잇몸 밖으로 나오는 치아 부분으로 나뉘는데요. 임플란트의 치근이 되는 부위는 잇몸뼈에 튼튼하게 유착되어 지지하는 부분으로 임플란트 시술 시 심는 임플란트 자체(Fixture)입니다.

그후 치아 부분은 잇몸 형성과 더불어 자연치아와 흡사하게 치아 형태가 만들어져 육안으로 볼 수 있는 치아 보철 부분으로서, 음식물을 씹을 때 직접 기능을 하는 부분입니다. 임플란트 자체(Fixture)와 치관보철물(Abutment)은 여러 개의 스크루(Screw)와 여러 개의 너트로 연결되는데, 많게는 전체적으로 5개 정도의 부품이 들기도 합니다.

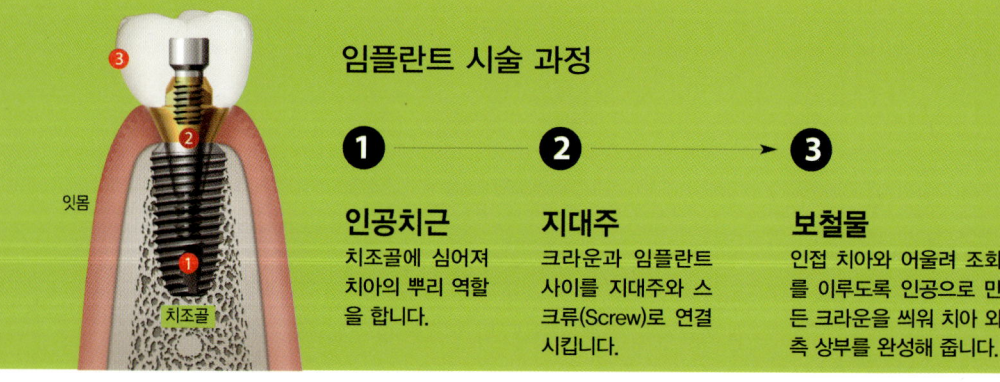

••• 임플란트의 장점 •••

1. 임플란트 보철은 자연치아를 손상시키지 않습니다.
상실된 치아의 뿌리가 있던 자리에 임플란트를 심고 그 위에 인공치관을 연결하므로 인접 치아에 전혀 해가 없습니다.

2. 저작 능률 향상
틀니의 경우 씹는 힘이 자연치아의 20% 정도밖에 되지 않는다고 합니다. 그러나 임플란트의 저작력은 건강한 자연치의 80% 이상으로 틀니나 브리지보다 저작력이 뛰어납니다.

3. 치조골(치아를 받쳐주는 뼈)의 보호
치아를 상실하면 치근을 잡아주던 치조골이 자연적으로 흡수되기 시작하는데, 임플란트로 치조골 흡수가 방지됩니다.

4. 심미성
치아의 심미성에는 치아 자체뿐만 아니라 잇몸의 형태도 중요한 역할을 하는데, 임플란트 시술을 하는 경우 골이식과 잇몸 성형 등을 통해 잇몸 형태도 자연스럽게 만들어 줄 수 있습니다.

5. 시술에 실패해도 원상복구가 가능합니다.
치아는 한 번 삭제하면 재생되지 않지만, 치조골은 골이식을 이용하여 어느 정도 다시 만들어줄 수 있어서 임플란트가 실패한다 하더라도 다시 시술할 수 있습니다.

••• 임플란트를 하면 좋은 분들 •••

1. 틀니가 흔들리거나 신경이 쓰여 식사가 곤란한 분, 또는 틀니 때문에 드실 수 있는 음식이 제한되어 있으신 분
2. 틀니가 흔들려 발음, 발성이 곤란한 분
3. 직업적인 이유로 틀니가 곤란한 분
4. 틀니를 사용하시는 것이 정신적으로 부담이 되시는 분
5. 사고 등으로 치아를 잃어버리거나 부러진 분
6. 이를 해넣기 위해 좌우의 치아를 손상시키는 것이 싫으신 분
7. 반영구적인 보철 치료를 원하시는 분

••• 임플란트의 종류 •••

현재 우리나라에서 사용되고 있는 임플란트는 국산, 수입을 포함해서 총 180여 가지가 넘는데요.

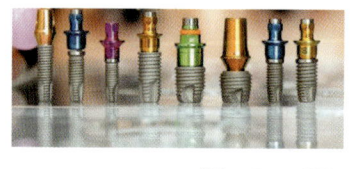

◀ 180여 가지의 다양한 임플란트

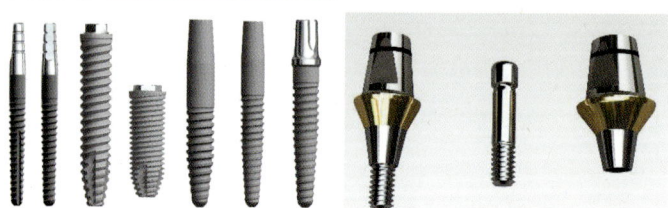

검증된 대부분의 임플란트는 생체 티타늄을 사용, 미국에서는 FDA, 한국에서는 엄격한 식약청 기준을 통과해 제조과정을 거친 후 우리 입안에 들어가게 되는 것이지요.

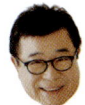 원장님, 임플란트는 수입산이 좋다고 하던데요?
저는 어떤 임플란트를 심는 것이 좋을까요?

꼭 그렇지는 않습니다. 10여 년 전까지만 해도 임상적인 결과 때문에 수입산 임플란트를 선호하는 경향이 있었지만, 요즘은 국산 임플란트도 우수한 것이 많이 나오고 있어요. 어떤 임플란트를 쓰는가도 중요하지만, 그보다 더 중요한 것은 의사가 판단하기에 적합하다고 생각하는 임플란트를 시술하는 것입니다.

TV를 예로 들어볼까요? 과거엔 국산보다 수입산 TV의 질을 더 높게 인정했었죠. 그런데 지금은 어떤가요? 국산 TV가 훨씬 질이 우수하고 세계적으로도 많이 판매되고 있지 않습니까?

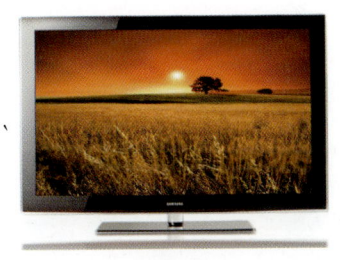 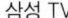 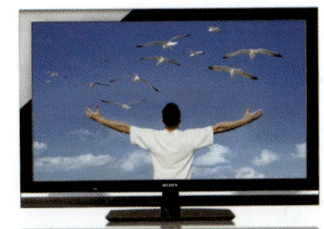

삼성 TV   수입산 TV

••• 국산 임플란트, 자신있게 말씀드릴 수 있습니다! •••

국산도 나온 지 이미 12년이 넘었습니다. 수입산이냐 국산이냐는 그다지 중요하지 않아요. 국산 임플란트도 정기적으로 관리만 잘해주면 오래 사용하실 수 있습니다.

즉, 뼈 밀도가 푸석푸석하고 단단하지 못한 곳에 사용하는 임플란트가 있는가 하면 뼈 밀도가 단단한 곳에 쓰는 임플란트가 있지요.

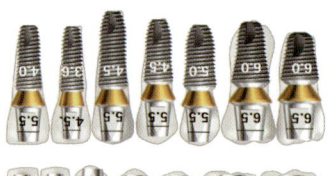
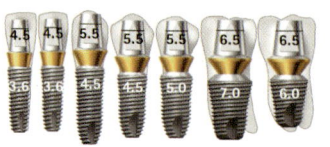

◀ 치아의 각 부위에 따라 추천되는 임플란트의 형태나 굵기, 길이가 다르지요.

또 위턱뼈냐 아래턱뼈냐에 따라 임플란트의 종류가 다를 수 있으며, 앞니냐 어금니냐에 따라 또 적절한 임플란트가 다를 수 있어요.

임플란트 이걸로 심어주세요?

이처럼 수입산이냐 국산이냐가 중요한 것이 아니며 의사의 판단에 따라 적절한 임플란트를 심는 것이 중요합니다. 물론, 치료받으시는 분도 심는 임플란트에 대해 적극적으로 진료하는 의사에게 문의하시면 됩니다.

컴퓨터 분석 임플란트 치료 사례

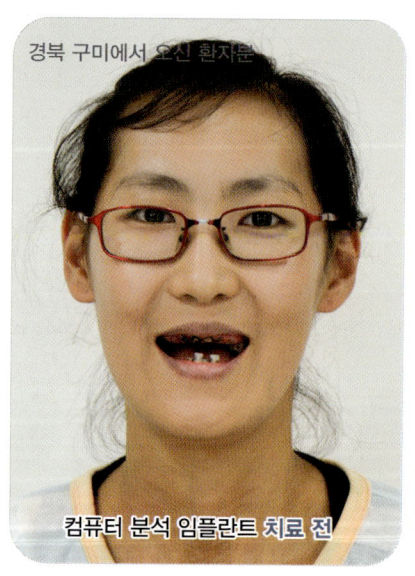

컴퓨터 분석 임플란트 치료 전

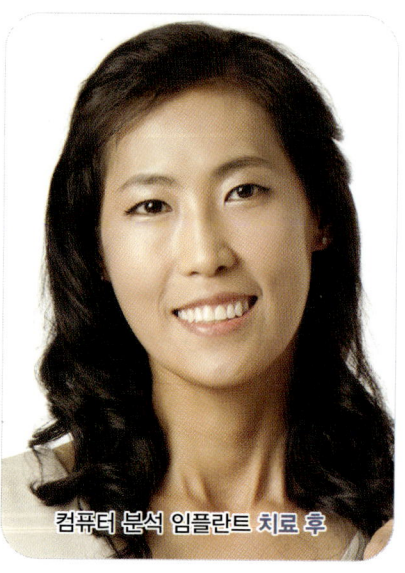

컴퓨터 분석 임플란트 치료 후

3 임플란트, 단 한 시간이면 끝!
내비게이션 임플란트

원장님, 앞에서 말씀해주신 대로 임플란트 기술이 발전하면서 통증을 줄이는 방법이 많이 나왔잖아요. 혹시 치료 기간을 줄이는 획기적인 방법은 나오지 않았나요?

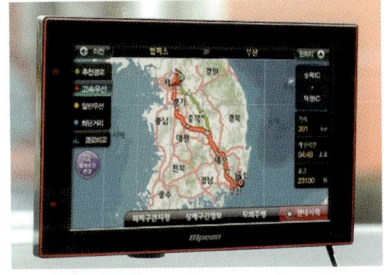

▲ 길을 모를 때 도움을 주는 내비게이션

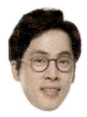
물론 있지요. 임플란트는 짧게는 2~3개월, 길게는 2년까지 소요되는데, 치료 기간이 너무 길죠? 그러나 이제는 곧바로 기능할 수 있는 최신 시술법도 나와 있습니다.

그 방법을 살펴보면, 이를 뽑은 뒤 즉시 임플란트를 심어 발치 후 기다리는 시간을 줄이려는 시도를 하기도 하고, 임플란트를 심은 뒤 즉시 임시치아를 만들어 바로 기능을 되살리려는 시도도 이뤄지고 있지요.

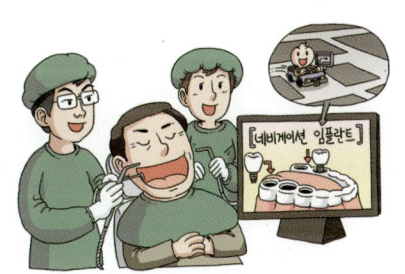

▲ 내비게이션 임플란트의 원리

또한, 조건만 맞는다면 수술에서부터 최종치아를 끼우기까지 한 시간이면 모든 치료를 마칠 수 있는 시술 방법까지 나오게 됐는데, 이는 마치 자동차 운전을 할 때 내비게이션을 활용하듯이 컴퓨터 유도장치를 이용해 임플란트 시술을 정교하게 진행한다고 해 일명 '내비게이션 임플란트'라고 불리기도 합니다.

••• 원데이 임플란트 •••

하루 만에 식사할 수 있게 만드는 임플란트 시술

'원데이 임플란트'는 일반적으로 8~12주 정도 걸리는 임플란트를 매복에서 임시 보철물까지의 치료 시간을 하루로 단축시켜 진행하는 시술로 수술 당일 바로 식사까지 가능한 첨단 임플란트 시술법입니다.

젊어지는치과병원
[1DAY 임플란트]

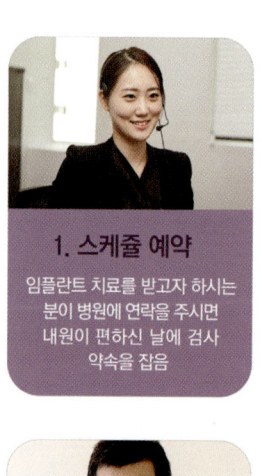

1. 스케쥴 예약
임플란트 치료를 받고자 하시는 분이 병원에 연락을 주시면 내원이 편하신 날에 검사 약속을 잡음

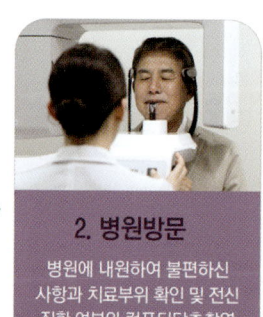

2. 병원방문
병원에 내원하여 불편하신 사항과 치료부위 확인 및 전신질환 여부와 컴퓨터단층촬영 검사 등 다양한 검사 진행

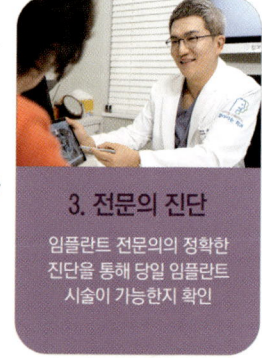

3. 전문의 진단
임플란트 전문의의 정확한 진단을 통해 당일 임플란트 시술이 가능한지 확인

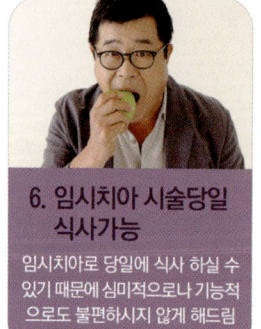

6. 임시치아 시술당일 식사가능
임시치아로 당일에 식사 하실 수 있기 때문에 심미적으로나 기능적으로도 불편하시지 않게 해드림

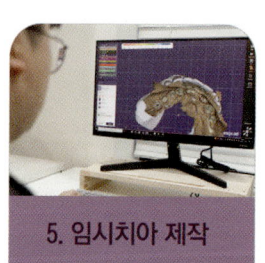

5. 임시치아 제작
특수 컴퓨터 장치로 임시치아를 제작하여 당일에 식사하실 수 있도록 끼워드리는 것이 가능

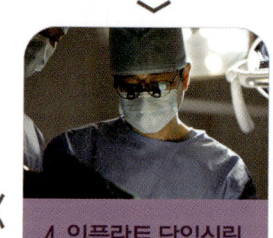

4. 임플란트 당일식립
여러가지 기본적인 조건만 맞다면 임플란트를 당일에 심게 되며, 시간 또한 오래 걸리지 않게 시술 가능

••• 내비게이션 임플란트 •••

　스웨덴의 브레네막 교수가 설립한 세계 최초의 임플란트 회사인 노벨 바이오케어에서 개발한 노벨가이드는 최첨단 CT와 컴퓨터 가상 시뮬레이션 시스템으로 탄생하였습니다.

　내비게이션 임플란트란, 최첨단 CT와 컴퓨터 가상 시뮬레이션 시스템을 통해 치아를 완벽하게 분석한 후 단 1시간 이내에 모든 임플란트 수술과 모든 보철 치료가 다 끝나는 최첨단 시술법이죠.

　앞서 말씀드린 '원데이 임플란트'와는 또 다른 방법으로, 원데이 임플란트는 잇몸을 절개하고 임시치아까지만 끼우는 방법이라면, 내비게이션 노벨가이드는 컴퓨터 유도장치를 이용한 임플란트로 잇몸 절개를 하지 않고 최종치아까지 끼우는 방법이라 할 수 있겠습니다.

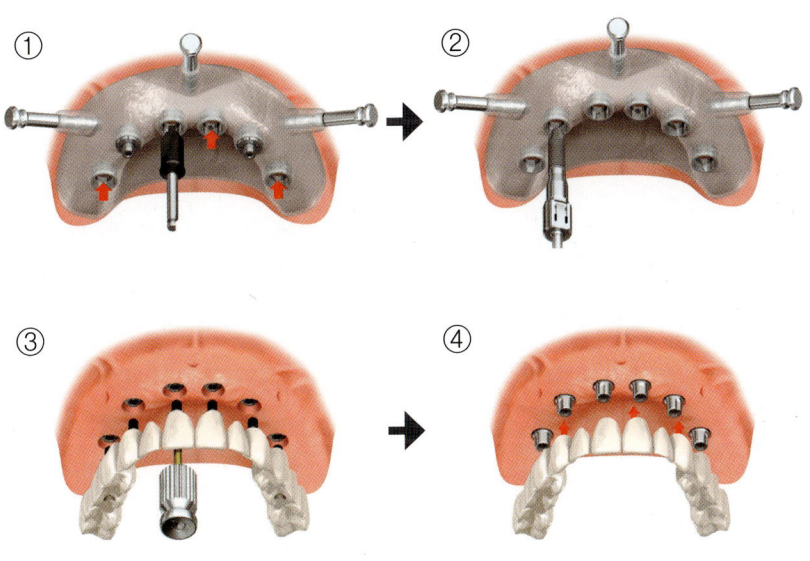

▲ 내비게이션 임플란트 시술 과정

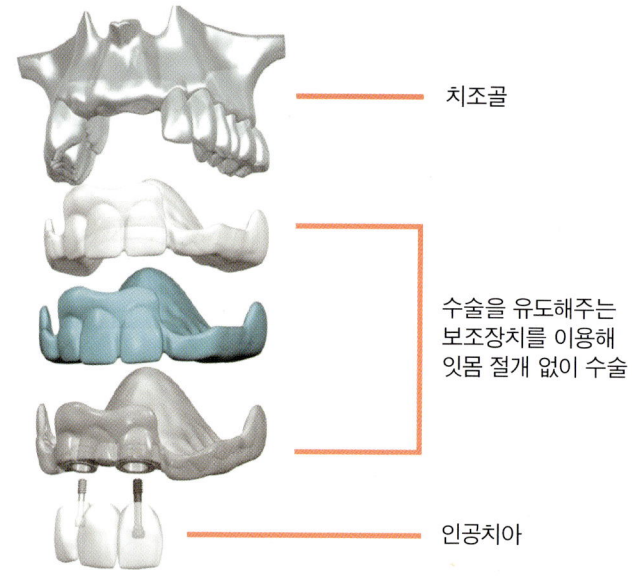

치조골

수술을 유도해주는
보조장치를 이용해
잇몸 절개 없이 수술

인공치아

▲ 내비게이션 시술을 통한 임플란트 수술의 모식도

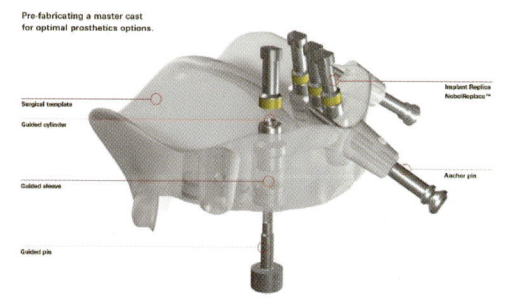

"복잡해 보이지만 이와 같은 장치를 이용하면 빠르고도 통증 없이 시술받으실 수 있지요."

◀ 내비게이션 시술에 쓰이는 컴퓨터 유도장치

컴퓨터를 통해 수술 전에 본인에게 꼭 맞는 수술 장치와 보철물을 미리 준비하게 됩니다. 수술 당일 정밀 유도장치를 이용해 미리 설정된 위치에 임플란트를 식립하는데, 여기에 앞서 제작된 보철물을 결합하는 방식으로 빠르게 진행됩니다. 즉, 내비게이션 시스템은 최근 치의학계에서도 큰 관심을 보이고 있는 '즉시기능법 (수술 후 즉시 식사가 가능한 수술법)'이 한 단계 업그레이드 된 방법이라 할 수 있지요.

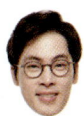 자! 그렇다면 실제 수술 예를 보여드릴까요? 백 선생님도 다음과 같이 수술하시게 됩니다.

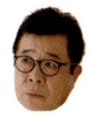 아, 그렇습니까? 설명 잘 들어야겠네요.

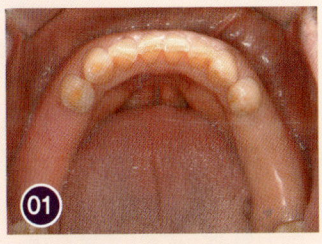

01 양쪽 어금니가 없는 상태
지금 이분은 아래 어금니가 3개씩 좌우 모두 6개의 치아가 빠지셔서 식사가 상당히 어려운 상태셨지요.

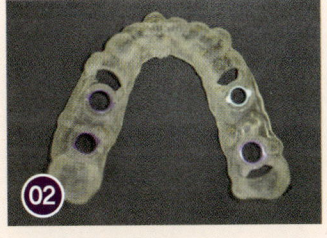

02 내비게이션 장치
CT를 통해 개개인의 치조골에 맞는 임플란트 길이, 굵기, 개수를 정해서 컴퓨터가 장치를 만듭니다.

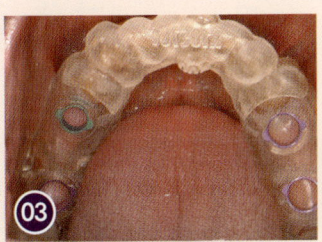

03 내비게이션 장치 장착
간단한 마취 후 입안에 장치를 끼웁니다.

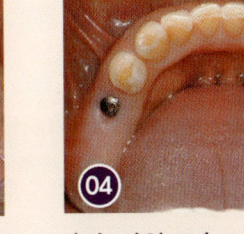

04 수술 당일 모습
출혈이나 부기가 거의 없는 모습을 보입니다. 실제로 수술 시간도 30분 정도면 마무리가 되지요.

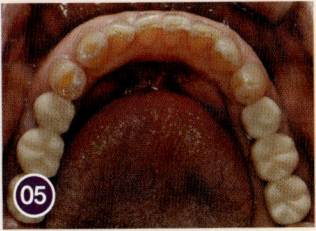

05 수술 당일 치아 완성
수술 당일 미리 준비해놓은 임시치아를 끼워 당일부터 식사하실 수 있도록 해드립니다.

■ 내비게이션 임플란트의 장점 ■

1. 회복이 빠르고 잇몸을 절개하지 않아 부기, 통증이 현저히 감소
2. 내원 횟수 감소, 식립 임플란트 개수 감소
3. 당뇨, 고혈압, 심장질환 등 전신질환 있으신 분도 안전하게 시술 가능. 치과 마취제의 사용량 감소
4. 오차 없이(0.1mm 이내) 정확히 식립
5. 몇 개월씩 걸리던 치료를 단 하루 1시간 만에 시술 가능
6. 무치악 임플란트 시술 시 비용 절감

••• 내비게이션 임플란트 치료 순서 •••

"실제 내비게이션 치료 순서는 어떻게 이루어지는지 함께 알아볼까요?"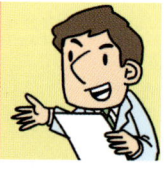

※내원 첫날,

① CT 촬영 후 잇몸의 뼈 모양 확인합니다.
② 컴퓨터를 통한 임플란트 가상 수술을 진행합니다. - '잇몸의 뼈', '연조직', '보철물'의 위치를 확인한 후 임플란트의 식립 위치를 결정.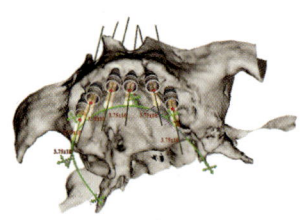
③ 수술 장치와 보철물 제작을 의뢰합니다.
   - 이러한 정보를 토대로 스웨덴에 위치한 노벨 바이오케어에 보철물과 수술유도장치 제작을 의뢰해, 수술 전에 본인에게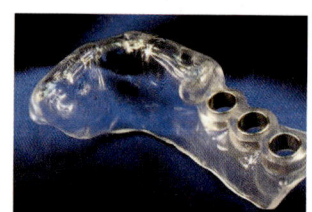

꼭 맞는 수술 장치와 보철물을 수술 당일 준비합니다.

④ **내비게이션 임플란트 수술을 1시간 만에 합니다.** - 약 1시간 정도 소요되는 기본 검사를 거친 후 정밀 유도장치를 이용해 컴퓨터 시뮬레이션으로 미리 설정된 위치에 임플란트를 식립. 여기에 미리 제작된 보철물을 결합하는 방법으로 손쉽게 진행할 수 있지요.

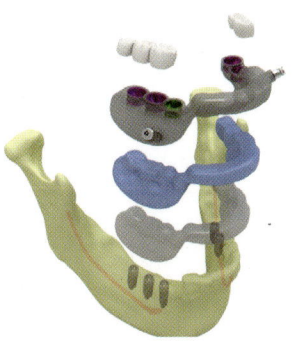

■ 실제 유도장치를 통한 임플란트 시술 사진 ■

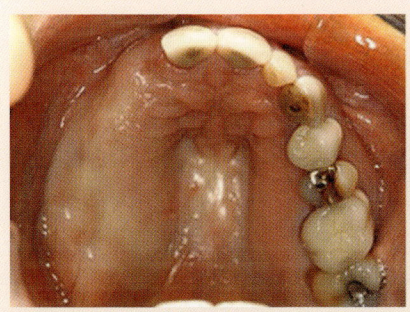
수술 전

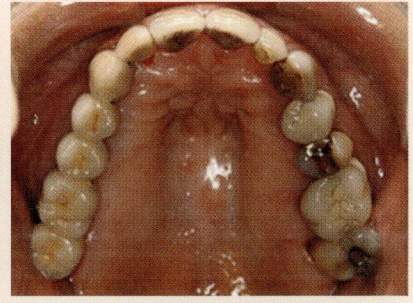
수술 일주일 뒤
최종 보철치아를 끼운 사진

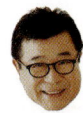
와! 거의 완벽한 방법 같은데요, 모든 사람들이 치료받을 수 있나요?

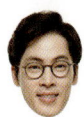
내비게이션 임플란트 시술이 가능한 분들이 궁금하시죠? 표를 보면서 좀 더 자세한 이야기를 나눠보도록 하죠.

■ 내비게이션 임플란트가 필요하신 분 ■

1. 잇몸을 절개하거나 출혈이 있으면 안 되는 분
   (고령, 당뇨, 고혈압, 전신상태 저하, 뇌질환 등)
2. 긴 치료 기간을 견딜 수 없는 분
3. 병원에 자주 내원을 할 수 없는 분 - 바쁘시거나 거동이 불편한 분들.
4. 빠른 시일 안에 즉시 식사를 하셔야 하는 분 -
   당뇨 등 식이 조절이 필요한 분들.
5. 통증에 대한 두려움이 있는 분
6. 잇몸을 절개하면 안 되는 분 -
   출혈성질환이나 혈전용해제 복용 중인 분들.
7. 치과마취 주사액의 과다 주사 시 위험한 분 -
   뇌경색, 심장질환, 고혈압 등의 환자분.

위와 같은 분들이 임플란트 수술 시에 컴퓨터 유도장치를 이용한 임플란트(내비게이션 임플란트)를 통해 수술하면 안전하게 시술받으실 수 있지요.

••• 세렉 시스템을 이용해 하루 만에 치아 완성하기 •••

세렉(CEREC)은 Chairside Economic Resroration of Esthetic Ceramic의 약자로 우리말로 풀어보면 심미적인 세라믹을 기공소를 거치지 않고 치과에서 즉시 만들어준다는 것인데요.

많은 분들이 임플란트 시술 후 치아 완성 시에 이르는 긴 치료 기간과 본을 뜨는 불편한 과정으로 고생하고 계십니다. 이런 문제를 해결한 것이 바로 세렉 시스템이지요.

즉, CAD/CAM을 이용하는 것으로, 기존의 보철 치료가 본을 떠서 모델을 만들어 도자기를 쌓아 굽는 형식이라면 세렉은 카메라를 이용하여 시각적인 본을 떠서, 이미 만들어져 있는 세라믹 블록을 이용하여 보철물을 만드는 것입니다. 따라서 본을 뜨는 고생을 할 필요가 없어진 혁신적인 시술 방법이라 할 수 있겠죠.

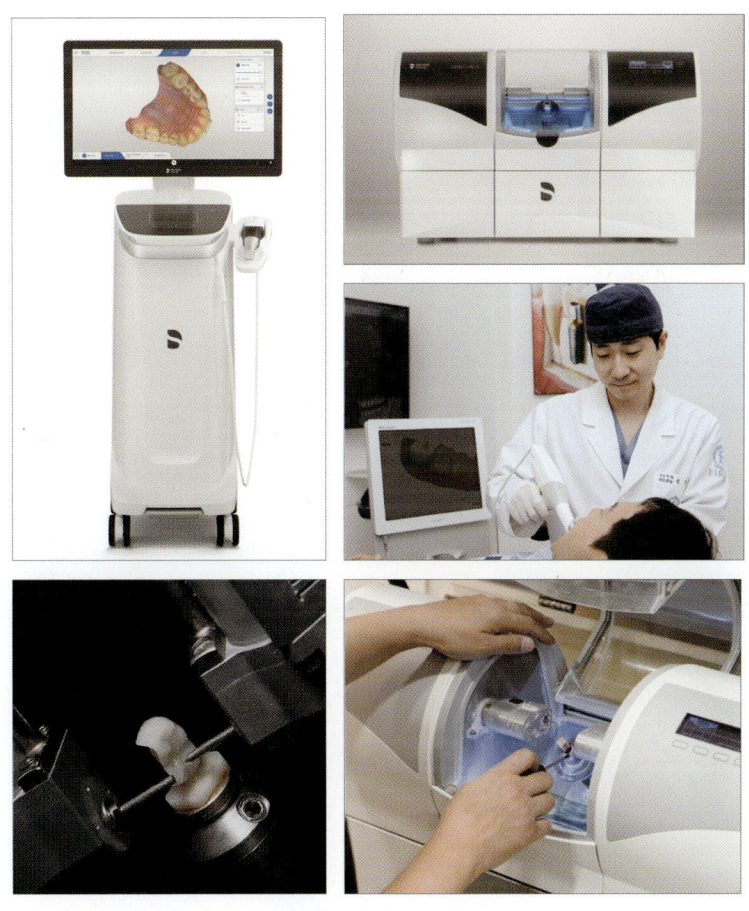

▲ 최첨단 세렉 시스템

■ **세렉의 장점 _ 치과 내에서 제작하는 최첨단 시스템**

*하루에 치료되는 마법 치료, 세렉

　세렉 치료는 치과 내에서 3차원으로 치아를 촬영하여 즉석에서 치아를 제작할 수 있는 최첨단 시스템입니다. 따라서 치아 본을 뜬 후 이를 기공소로 보내는 과정이 필요 없어요. 세렉 시스템에 사용되는 재료는 강화 세라믹으로 임상실험을 통해 안전성이 보장된 데다가 현존하는 치과 재료 중 가장 강도가 우수한 재료로 인정받고 있어, 시술 후 치아 부러짐이나 떨어짐 등의 빈도율이 현저하게 낮습니다. 또한, 하루 만에 가지런한 치아를 가질 수 있는 드라마틱한 시술이지요.

*세렉 치료는 시간 단축과 더욱 정교한 작업이 가능

　기존의 방법이 본을 뜨고 며칠 후 보철물을 끼는 형식이었지만, 세렉은 1회 방문이면 세라믹 보철물을 끼울 수 있다는 점이 확연히 다릅니다. 또한, 세렉의 치료는 하루에 이루어지며, 유지는 일반 세라믹과 별 차이가 없어 선호도가 높습니다.

해당 QR코드를 사용 중인
휴대폰 카메라로 스캔해 보세요!
-
장혁진 원장님의 설명을
동영상으로 확인하실 수 있습니다.

컴퓨터 분석 임플란트 치료 사례

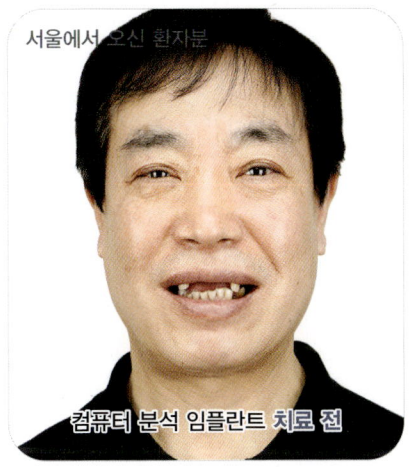

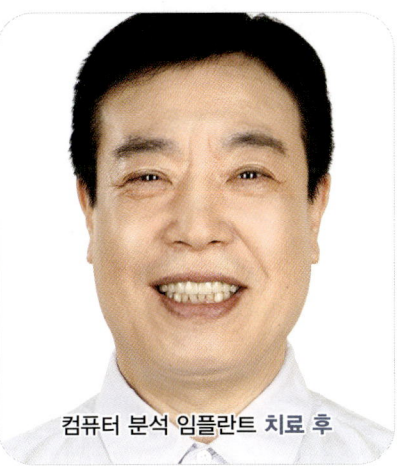

사연을 보시려면 해당 QR코드를 사용 중인 휴대폰 카메라로 스캔해 보세요!

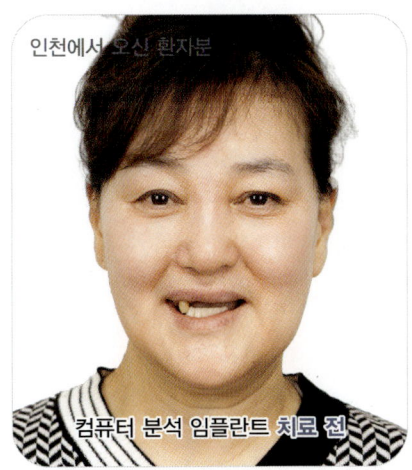

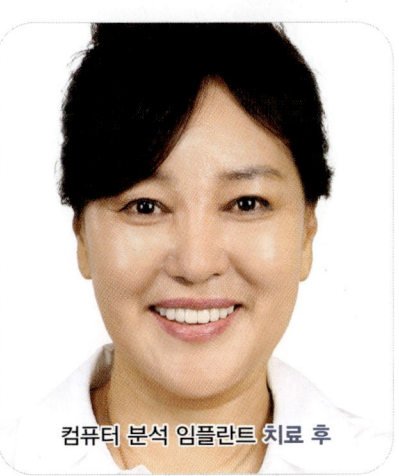

사연을 보시려면 해당 QR코드를 사용 중인 휴대폰 카메라로 스캔해 보세요!

4 한 치의 오차도 없다
투시 임플란트!!

■ 드림레이

원장님, 아무리 최신 기술이 발전했다고 해도 '임플란트하면 부작용이 있다더라…….' 이런 얘기도 들려요.

요즘 TV나 방송매체를 보면 임플란트 시술 후 신경관의 손상 등으로 인해 후유증을 겪고 있는 분들의 사례가 심심치 않게 나오고 있습니다. 이와 같은 사례는 임플란트를 생각하시는 분들에게 많은 고민과 걱정을 안겨주는 것이 사실인데요.

실제로 지금까지 신경관이나 기타 수술 시 손상되면 안 되는 중요한 구조물은 수술 시 의사가 직접 확인이 어려워 방사선 사진이나 CT를 통해 의사가 간접적으로 확인할 수밖에 없었습니다.

하지만 드림레이는 치과 시술 시 치아, 뼈, 신경관, 상악동의 해부학적 구조를 실시간 영상으로 보며 시술할 수 있는 혁신적인 장비로서, 이를 통해 안전하게 수술받을 수 있게 되었지요.

■ 드림레이 시술 분야

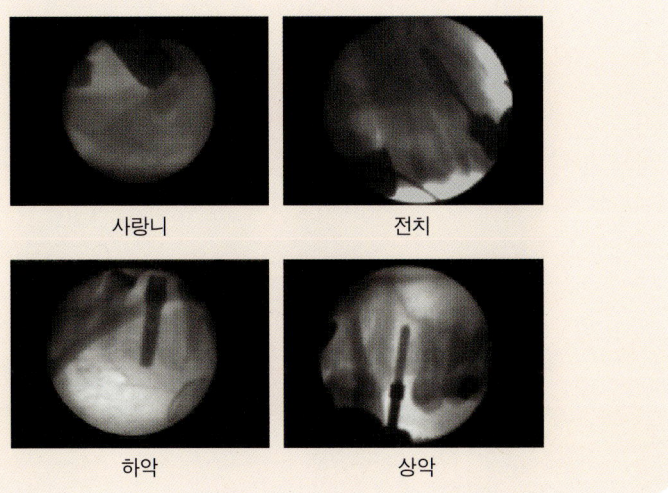

사랑니   전치

하악   상악

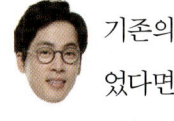 기존의 수술 방식이 의사의 감각과 경험에 의존해서 하던 수술이었다면 드림레이는 마치 투시안경을 쓰고 보듯이 환자의 해부학적인 내부 상태를 직접 확인하며 시술하게 되는 것인데요.

쉽게 말해, 방사선 사진을 보면서 수술하는 것이 아니라 '방사선 동영상'을 보면서 수술하는 것으로, 이보다 더 안전한 시술 방법은 없을 만큼 정확한 수술을 도와주는 최첨단 장비인 것이지요.

■ 드림레이를 통한 임플란트

투시 임플란트는 수술 순간 투시 영상으로 임플란트를 정확하게 심을 수 있도록 도와주는 투시 장비를 활용하는 수술이죠.

임플란트 식립은 정확한 수술이 관건이라고 볼 수 있습니다. 그렇지만 임플란트 전문가라도 수술 시행 과정에서 치조골 내부를 보지 못한 채 감각과 경험만으로 매번 수술 계획대로 정확하게 심기란 매우 어려운 현실입니다.

아무리 철저한 진단과 정밀한 수술 계획을 세워도 수술 시행 과정에서 계획된 위치와 방향으로 심지 못해 생긴 오차는 수술 실패로 이어지게 되지요.

치아 투시 장비는 치조골 내부 뼈, 치아, 신경을 실시간 투시 영상으로 세심하고 정확하게 볼 수 있는 임플란트 수술 전용 장비로서 수술 계획대로 정확한 수술을 시행할 수 있도록 도와줍니다.

■ 투시 임플란트 과정

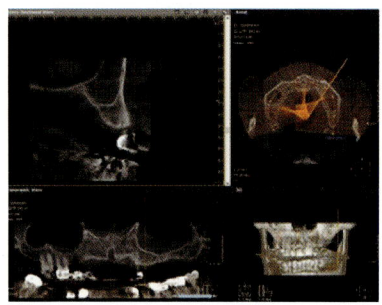

1단계 : 정확한 진단
임플란트의 사전단계로 CT 파노라마를 이용, 정밀 구강 진단을 합니다.

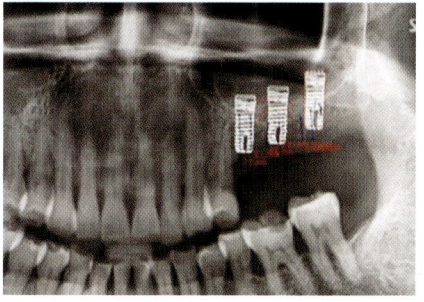

2단계 : 철저한 수술 계획
전문지식과 다양한 경험을 바탕으로 임플란트 직경, 길이, 위치, 방향 등 수술 계획을 수립합니다.

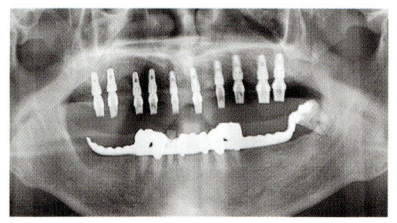

3단계 : 정확한 수술 시행
임플란트 성공 여부에서 가장 중요한 단계입니다. 임상 경험이 풍부한 전문가라도 감각만으로는 매번 정확한 수술이 어렵지만, 투시 임플란트는 치조골 내부를 보면서 정확한 수술을 진행하게 됩니다.

4단계 : 보철물과 사후 관리
보철물은 임플란트 식립 각도와 위치의 특성, 교합력을 고려하며, 철저한 사후 관리가 중요합니다.

■ 투시 임플란트 수술의 장점

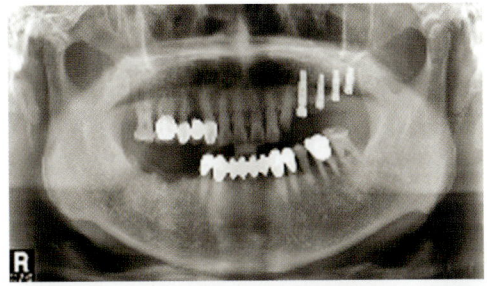

1. 잇몸뼈 내부를 실시간 투시 영상으로 보면서 수술하는 방법과 내부를 볼 수 없는 감각 의존 수술법은 수술 결과에서 현저한 차이가 납니다.

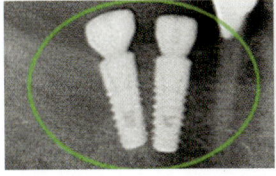
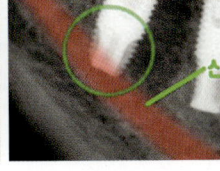

임플란트 방향이 삐뚤어진 경우   신경관 손상 사례

2. 신경관 손상, 인접치 파손, 삐뚤어진 방향 등 예기치 못한 중대한 실수를 사전에 방지하여 실패와 재수술의 위험을 최소화합니다.

3. 수술 부위를 최소 절개하는 수술법으로써 출혈과 통증이 적은 간단한 수술로 회복 기간도 빠릅니다.

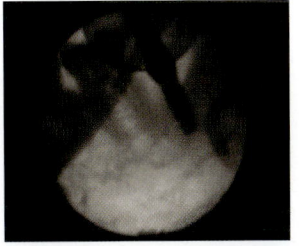

■ 로봇을 이용한 임플란트 시술법

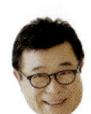 원장님, 최첨단 장비라고 하면 로봇이 떠오르기 마련인데요. 최근 외과에서 수술할 때 로봇을 많이 쓰더라고요. 혹시 치과에서도 로봇을 사용하나요?

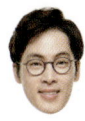 아! 맞습니다. 최근 로봇을 이용한 수술이 많이 발전돼 있는데요, 치과에서도 부작용을 줄인 로봇 임플란트 수술이 이미 도입돼 있습니다.

■ 로보덴트

임플란트 수술도 사람이 하는 수술이기에 의사도 실수를 하거나 수술 시에 오차를 만드는 경우가 있습니다.

즉, 임플란트를 원래 위치해야 하는 곳에 심지 못하고 엉뚱한 곳에 심어 이를 만들 때 곤란해지는 경우가 생길 수도 있는데요. 또 중요한 구조물인 신경관이나 혈관 등을 잘못 손상시켜 되돌릴 수 없는 문제가 생기는 경우도 있지요.

이와 같은 이유로 임플란트는 특히 다른 치과 진료보다도 더욱 경험이 많은 임플란트 전문의에게 치료받는 것이 중요합니다. 하지만 임플란트 전문의라고 하더라도 사람이기에 실수를 하지 않는다고 말할 수는 없지요.

이와 같은 의사의 '실수'를 보완하는 방법이 바로 컴퓨터 로봇을 이용한 수술 방법인데, 실제로 3D를 통해 임플란트의 이상적인 위치를 미리 입력해 놓으면 수술 시에 오차가 있는 경우 알람을 울려서 잘못 수술하고 있음을 알려줍니다.

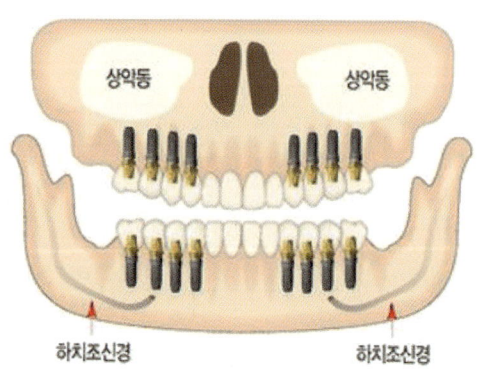

즉, 임플란트가 자리 잡아야 할 방향이나 수술시의 드릴 각도 등이 잘못되거나 임플란트 수술 시에 손상시켜서는 안 되는 하치조신경이나 중요한 혈관 등의 구조물에 근접하는 경우에도 마찬가지로 알람을 울려서 이를 미연에 방지할 수 있는 것이지요.

제5장

전신질환자들의 외침!
"나도 임플란트하고 싶다"

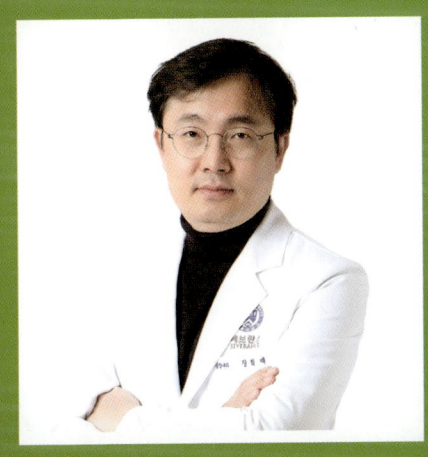

연세대학교 내과학 교실
장혁재 교수

"나이가 듦에 따라 당뇨, 고혈압, 심장, 신장질환 등 전신질환을 가진 분들이 많습니다. 이 경우 일반 치과에서 임플란트 시술을 꺼리고 대학병원을 권하는 경우도 많습니다. 하지만 이제는 전신질환에 고령이신 분들도 임플란트 시술이 가능해, 아주 안심하시고 치료받을 수 있습니다. 다만 전신질환이 있는 분의 경우, 임플란트 시술 경험이 풍부한 의사와 병원을 선택하는 것이 중요합니다."

🧑 원장님, 그런데 제가 당 수치가 좀 높아요. 주변에서 사람들이 그러는데 당뇨가 있으면 임플란트를 못한다고 하던데요?

🧑 아닙니다. 당뇨가 있다고 임플란트가 불가능하다는 것은 잘못 알고 계신 것입니다. 다만 임플란트도 수술이니까 당뇨나 고혈압 같은 전신질환이 있으신 분들은 수술 전에 주의사항을 숙지하고 계셔야 하는데요. 의사도 전신질환자의 경우 특별히 환자의 몸 상태를 고려해야 합니다. 좀 더 자세한 설명을 위해서 연세대학교 의과대학 내과학교실 장혁재 교수님을 모시고 함께 이야기 나눠보도록 하겠습니다.

🧑 안녕하세요? 내과전문의 장혁재입니다. 함께 이야기를 나누게 돼서 정말 기쁩니다. 치과와 내과가 전혀 상관없는 것 같지만 사실은 관계가 깊습니다.

따라서 전신질환이 있는 환자의 경우 내과와 치과가 서로 협진하는 게 필요합니다. 전신질환은 신체 전체, 특히 장기계통 전부에 걸쳐 질환이 발생하는 것으로 당뇨, 고혈압, 갑상선질환, 심혈관질환 등을 일컫는 것입니다. 일반적으로 임플란트 수술 시에 신경 써야 할 전신질환에는 다음과 같은 것들이 있습니다. 체크해보시죠.

••• 임플란트 시술 시 고려해야 할 전신질환 •••

1. 전반적인 건강 상태 : 적어도 5년 이상의 생존 가능성이 있어야 하므로 실제 나이보다는 생물학적 나이가 더 중요합니다. 즉, 70대라도 건강하다면 가능하고, 40대라도 전신적으로 약하신 분이면 정밀검사 후에 결정하셔야 합니다.

2. 장기 약물 복용 환자 : 장기간 스테로이드제제의 약물을 복용하고 있거나 면역 억제제를 복용하는 경우, 장기간의 항생제 치료 중인 환자, 항응고제를 투여 중인 환자는 담당의사와 상의가 필요합니다.

3. 대사성 장애 : *당뇨: 사춘기성 당뇨는 절대적 금기증입니다. 하지만 일반적인 후천적 당뇨는 혈당치(식후 혈당 200 이하) 조절이 되는 상황이라면 큰 문제가 되지 않습니다.
*갑상선기능 항진증: 골다공증과 전신적 저하가 문제가 됩니다.

4. 혈액성 질환 : 혈액응고 체계에 문제가 있는 경우는 절대적 금기증이 됩니다. 면역체계(AIDS)에 문제가 있는 경우도 절대적 금기증입니다.

5. 심장 및 순환계 질환 : 고혈압 등 혈액 순환상의 질환은 미리 사전 지식을 가지고 담당의사와 상의한 후 수술할 수는 있습니다. 그러나 예방적 항생제 투여가 매우 중요하며, 그외 주의사항을 숙지한 후 시술하여야 합니다. 일반적으로 협심증, 관상동맥경화증 등이 이에 해당합니다.

6. 골대사 방해 : 전신적 또는 국소적 골장애는 절대적 금기증입니다.

7. 정신질환 : 큰 문제가 없다고 볼 수도 있지만, 실제로 절대적 금기증에 분류되는 경우가 매우 많습니다. 임플란트의 성공과 실패에 관계없이 여러 문제가 발생할 수 있기 때문입니다.

••• 이와 같은 약을 잘 아는 치과에서 치료받으세요! •••

약품		약품 사진	성분 / 효능	주의사항
혈전 용해제	아스피린		• 감기로 인한 발열 및 동통, 치통, 두통, 생리통 요통, 관절통, 염좌통, 근육통, 인후통 등에 사용할 수 있는 비스테로이드성 소염진통제 • 혈소판 응집 억제 작용	임플란트 수술, 발치, 연결고리 진료 4일 전 복용중지
	와파린		• 정맥 혈전증에 가장 널리 쓰이며, 혈액 응고를 저지하는 항응고제 • 부작용으로 출혈, 피부괴사, 임신중 복용시 태아의 기형을 유발할 수 있음	
	쿠마딘		• 와파린나트륨 성분 • 판막 수술 후나 혈전형성으로 인한 질환에 복용하는 항응고제 • 부작용으로 출혈을 일으킬 수 있음	
협심증	니트로 글리세린		• 협심증 : 심장 관상동맥의 혈액순환에 문제가 생기는 증상 • 니트로글리세린은 혈액이 막히는 원인과 상관 없이 일시적으로 혈관을 확장시켜 협심증의 증상을 개선해 주는 응급약 • 위장관을 거치지 않고 빨리 흡수되도록 삼키지 말고, 혀 밑에 녹여 먹음 1~3분이면 효과가 나타나고 지속시간은 30~60분 정도 • 장기간, 연속적으로 쓰면 내성이 생겨 정작 응급 상황일 때 효과가 없을 수 있으므로 단기간 복용 중단 시기를 갖도록 주의	항상 휴대하셔야 함
고혈압	아스피린 성분		• 고혈압 진단 받은 환자의 경우 항고혈압제를 지속적으로 복용하여 혈압을 정상수준으로 유지해야함	• 혈압약 계속 복용 • 아스피린(혈전용해제) 성분의 약은 임플란트 수술, 발치, 연결 고리 진료 4일 전 복용중지
당뇨	당뇨약		• 저혈당증 위험이 높은 환자는 증상 발생 시 섭취할 수 있는 당분이 있는 간식(사탕, 초콜릿 과일 등)이나 음료를 상비하고 다니는 것을 권장	• 당뇨약 계속 복용 • 당분이 있는 간식 항상 상비하기
골다공증	비스포스 포네이트 성분		• 가장 널리 사용되는 골다공증 치료제 • 파골세포(뼈 파괴세포)의 기능을 억제 • 약물을 장기간 투여, 복용하면 턱뼈의 골수염을 일으킬 수 있어 치과치료 3개월 전부터 약을 끊거나 다른 성분의 약으로 교체해야함	비스포스포네이트 성분이 들어간 약은 임플란트 수술 3-5개월 전 복용중지
	포사퀸정		• 알렌드론산나트륨, 흰색의 타원형 정제 • 폐경 후 여성의 골다공증 치료 • 남성의 골다공증 치료	임플란트 수술 3-5개월 전 복용중지

골다공증	포사맥스		*알렌드론산나트륨, 백색 또는 미백색의 타원형 정제로서 한 면에 936이 새겨져 있음 *폐경 후 여성의 골다공증 치료 *남성의 골다공증 치료
	본비바정		*이반드론산나트륨일수화물 *백색 내지 거의 백색의 장방형 필름코팅정 *폐경 후 여성의 골다공증 치료
	알로본		*알렌드론산나트륨, 백색의 타원형 정제 *폐경 후 여성의 골다공증 치료 *남성의 골다공증 치료
	맥스마빌		*칼시트리올, 알렌드론산나트륨 *백색의 원형 장용필름코팅정 *골다공증 치료
	본맥스정		*알렌드론산나트륨, 흰색의 타원형 정제 *폐경 후 여성의 골다공증 치료 *남성의 골다공증 치료
	포사롱정		*알렌드론산나트륨, 흰색의 타원형 정제 *폐경 후 여성의 골다공증 치료 *남성의 골다공증 치료
	악토넬정		*리세드론산나트륨 *엷은 오렌지색의 장방형 필름코팅정제 (악토넬정 35mg) *밝은 파란색의 타원형 필름코팅정 (악토넬정 150mg) *노란색의 장방형 필름코팅정제 (악토넬정 5mg) *폐경 후 여성의 골다공증 치료와 예방 *장기적으로 전신적인 코르티코스테로이드 치료를 받은 남녀 환자의 골밀도 유지 또는 증가
	애드본플러스디정		*콜레칼시페롤농축분말, 알렌드론산나트륨 *흰색 내지 연한 노란색의 장방형정제 *폐경 후 여성의 골다공증 치료 *남성의 골다공증 치료
	주사제		*본포스 (Bonefos) *디드로넬 (Didronel) *스켈리드 (Skelid) *아레디아 (Aredia) *조메타 (Zometa) *리크라스트 (Reclast)

임플란트 수술 3~5개월 전 복용중지

••• 혹시 골다공증약을 드시고 계신가요? •••

비스포스포네이트(골다공증약)와 관련된 턱뼈의 괴사

1. 비스포스포네이트(골다공증약)와 관련된 턱뼈의 괴사란 무엇인가요?

비스포스네이트 제제의 골다공증약을 복용 혹은 주사맞는 환자들에게 발생하는 질환으로 '비스포스포네이트와 연관된 턱뼈의 괴사(Bisphosphonate Related OsteoNecrosis of Jaw:BRONJ)' 라는 용어로 알려져 있으며 턱뼈가 괴사되어 낫지 않는 질환으로 근래에 들어서 많이 보고되고 있습니다.

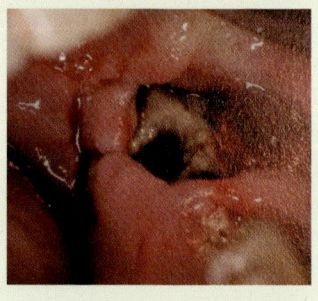

비스포스포네이트 제제를 장기간 투여 받은 환자에서 발치 후 잇몸이 아물지 않고 골이 노출된 모습

2. 비스포스포네이트 성분의 골다공증약을 먹으면 무조건 생기나요?

비스포스포네이트 제제는 뼈와 연관된 질환의 치료약이며 골다공증 이외에도 악성종양의 골전이 예방, 다발성 골질환, 파제트 병의 치료 등 여러 목적으로 사용됩니다. 이런 모든 환자에게 BRONJ가 무조건 발생하지는 않습니다. 비스포스포네이트 제제의 복용 기간과 종류, 그리고 스테로이드 등의 약물을 함께 복용했는지의 여부에 따라서 발병 가능성에 차이가 있습니다. BRONJ가 발생하는 원인은 명확히 밝혀져 있지 않지만 턱뼈에 자극을 주는 경우에 발생할 수 있다고 알려져 있습니다. 예를 들어 발치, 임플란트 식립 같은 구강 내 수술이나 잘 맞지 않는 틀니에 의한 만성자극 등에 의해서 발생할 수 있습니다. 따라서 비스포스포네이트 제제를 복용한다고 무조건 발생하는 것이 아니라 이러한 자극이 가해진 경우에 발생할 가능성이 높아집니다.

3. 어떤 경우에 BRONJ가 잘 생기나요?

다음과 같은 환자군에게서 발병률이 높다고 알려져 있습니다.
- 비스포스포네이트 계열의 골다공증약을 장기간 복용한 환자
- 스테로이드 제제를 함께 투여할 경우
- 악성종양, 만성신부전, 당뇨병이 있는 환자
- 고령의 환자
- 항암요법 중인 환자

비스포스포네이트 제제를 장기간 투여받은 환자에서 아래턱뼈가 괴사된 모습(화살표 부분)

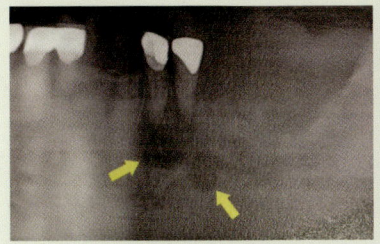

파노라마 방사선 사진　　　　전산화단층영상(CT) 사진

4. 비스포스포네이트 성분이 아닌 다른 골다공증약에서도 생기나요?

비스포스포네이트 계열이 아닌 다른 골다공증약에서는 발생하지 않습니다. 골다공증약은 대부분 비스포스포네이트 제제이지만 그밖에도 호르몬 제제나 칼슘 제제도 있습니다.

5. 비스포스포네이트 성분인 골다공증약에는 어떤 것들이 있나요?

대표적인 상품명으로 다음과 같은 것이 있습니다.
- 다이놀(Dinol)
- 포사맥스(Fosamax)
- 알렌맥스(Alenmax)
- 본비바(Bonviva)
- 악토넬(Actonel)

- 파노린(Panorin)
- 조메타(Zometa)
- 애드본(Aidbone)

이 밖에도 다른 상품들이 있으므로 골다공증약을 드시고 계시면 일단 담당 주치의에게 비스포스포네이트 계열이 아닌지 확인하는 것이 가장 확실합니다.

6. 비스포스포네이트 제제를 먹고 있으면 치과 치료를 받을 수 없나요?

치아 주위의 잇몸이나 뼈에 자극을 가하지 않는 일반적인 치과 치료(충치 치료, 신경 치료, 보철 치료 등)는 대부분 가능합니다. 하지만 제작한 틀니가 잘 맞지 않거나 하방의 잇몸을 압박하는 힘이 과도하면 간혹 BRONJ가 발생하기 때문에 주의를 요합니다. 뼈에 자극을 주는 발치나 구강내 수술도 주치의의 판단 하에 가능한 경우도 있습니다. 또한 비스포스포네이트 제제를 처방받으신 병원과 협의 진료를 통해 상의하여 비스포스포네이트 제제의 일시중단 또는 다른 약으로의 대체 등의 방법으로 치과치료를 위한 조치를 취할 수 있습니다.

7. BRONJ를 예방하려면 어떻게 해야하나요?

골다공증약을 먹고 있다면 비스포스포네이트 계열의 약인지 확실히 알고 있어야 합니다. 복용 기간, 약의 종류 등을 알고 있다가 치과 진료 시 의사에게 알려주시면 예방하는 데 도움이 됩니다. 평소 구강위생을 청결하게 유지하시고 통증이나 부종 및 노출된 뼈가 보이면 병원에 내원하는 것도 중요합니다.

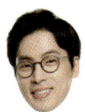 네, 맞습니다. 전신질환이 있는 분들이 임플란트를 하기 위해 치과를 찾으면 의사들은 다음과 같은 조치를 취하게 되지요.

1. 치료받으시는 분들의 불안감 파악
전신질환이 있으신 분들은 임플란트 치료를 아주 두려워하시거나 아예 포기하시는 경우가 많습니다. 따라서 의사는 환자를 안심시키고 편안한 상태에서 치료받으실 수 있도록 세심하게 신경 쓰는 것이 중요합니다.

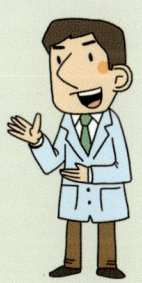

2. 치과 치료 약속 전 사전투약
치과 치료, 특히 임플란트 치료 전에 미리 항생제 등 전처치가 필요한 약을 먼저 투여하여 환자의 상태를 치료하는 데 최적의 상태로 만들어야 합니다.

3. 치과 치료 1시간 전 사전투약
치과 치료 1시간 전에 항불안제 등을 투여하여 편안한 상태로 만들어주는 것이 필요할 수도 있습니다. 실제로 긴장을 하게 되면 혈압이 올라간다거나 혈당수치가 문제되는 경우도 있을 수 있기 때문이지요.

4. 아침 진료
연세가 많으시거나 전신질환이 있으신 분은 치료를 가능한 한 컨디션이 좋은 오전 시간으로 하시는 것이 좋습니다.

5. 대기 시간을 최소화
병원에서는 환자분들의 대기 시간을 줄여 스트레스를 최소화하는 것이 중요합니다.

6. 치료 중의 정신적 안정
치료 중에 의사는 항상 환자분이 편안하신가를 주기적으로 확인해야 하며, 전신질환과 관련된 증상이 따로 나타나지 않는가도 확인해야 합니다.

7. 치료 중의 통증 조절
치료 중에 통증을 최소화할 수 있는 다양한 요법을 병행하는 것도 체크해야 합니다.

8. 수술 후 통증 및 불안 조절

9. 출혈이 적은 치료
실제로 대부분의 전신질환은 혈액질환과 연관이 있기 때문에 반드시 출혈이 적거나 거의 없는 치료로 진행하는 것이 좋습니다.

10. 치료 시간을 짧게
이와 같은 기본적인 조치를 취하는 것 이외에도 전신질환이 있으신 분이 임플란트 치료를 받으실 때는 전신질환에 관한 경험이 많은 의사에게 임플란트 시술을 받으시는 것이 좋습니다.

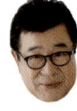
이렇게 장혁재 교수님과 내과 협진이 이뤄지니 정말 안전하게 시술 받을 수 있겠군요. 환자로서 참 안심이 됩니다.

1. 당뇨가 있는데 임플란트 치료를 받을 수 있나요?

당뇨는 췌장에서 분비되는 인슐린이 제대로 분비되지 않거나 분비된다 하더라도 제 기능을 못하는 질병입니다. 정상 혈당치는 공복시 70~110mg/㎖입니다. 하지만 인슐린이 분비되지 않아 당이 제대로 분해되지 못해 혈액 속 포도당의 수치가 올라가게 되면 여러 가지 문제가 생기게 됩니다.

네, 그렇습니다. 당뇨병 환자들이 겪는 고통은 참 많은데요. 그중 하나가 잇몸뼈의 붕괴로 인한 심각한 치주질환이죠. 저는 현재 한국 당뇨협회 치과자문의를 맡고 있습니다. 실제로 당뇨병 환자들을 대상으로 주기적인 치주 관리 강의를 하고 있는데, 현 시대에 너무도 많은 분들이 당뇨로 고생하고 있어 정말 놀랄 때가 잦습니다.

••• 당뇨에 의한 치주질환 증상 •••

구강 건조증, 치주질환, 치아 우식증의 증가
1. 잇몸이 붓고 피가 나며 고름이 나온다.
2. 치아가 흔들거리며 제대로 씹을 수 없다.
3. 입 냄새가 심해지고 치아가 전보다 길어지고 불규칙해진다.
4. 입안이 마르고 타는 듯한 느낌이 든다.

당뇨병 환자가 구강건강을 유지하기 어려운 이유

1. 백혈구 기능의 저하로 치주질환의 재발이 쉽다.
2. 치료 시 과다 출혈의 가능성이 높다.
3. 치료 시 세균에 의한 감염 가능성이 높다.
4. 치료 후에도 수술 부위가 잘 낫지 않는다.
5. 장시간의 치과 치료를 견디기 힘들다.
6. 저혈당, 고혈당 등의 쇼크가 올 수 있다.

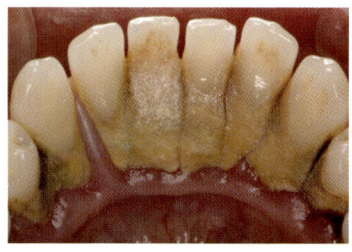

◀ 당뇨가 있어 손상된 구강 상태

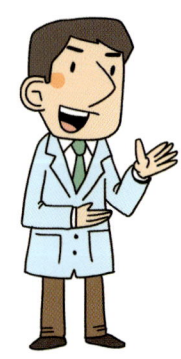

당뇨가 있으면 임플란트가 어려운 이유는 2가지로 요약해 볼 수 있는데요. 첫째, 당뇨질환 자체는 우리 몸의 혈액순환을 늦추기 때문에 상처가 잘 낫지 않는다는 점이 있습니다. 상처가 잘 낫지 않기 때문에 입안에 수술을 하는 임플란트 수술의 경우 감염의 가능성이 있다는 것이지요.

둘째, 당뇨질환은 혈액순환이 잘되지 않으므로 뼈에도 피 공급이 되지 않아 결국 잇몸뼈 자체도 상당히 푸석해지게 만드는데, 실제로 임플란트 수술을 해보면 잇몸뼈가 상당히 약해서 임플란트를 심기에 부적합한 경우가 많이 있지요.

"위의 두 가지 이유로 당뇨가 있으신 분은 임플란트의 실패확률이 큽니다."

따라서 잇몸을 절개하지 않는 '내비게이션 임플란트'와 같은 수술 방법이 좋습니다. 그렇다면 당뇨가 있으신 분들은 어떻게 관리를 하고 치과 치료를 해야 할까요?

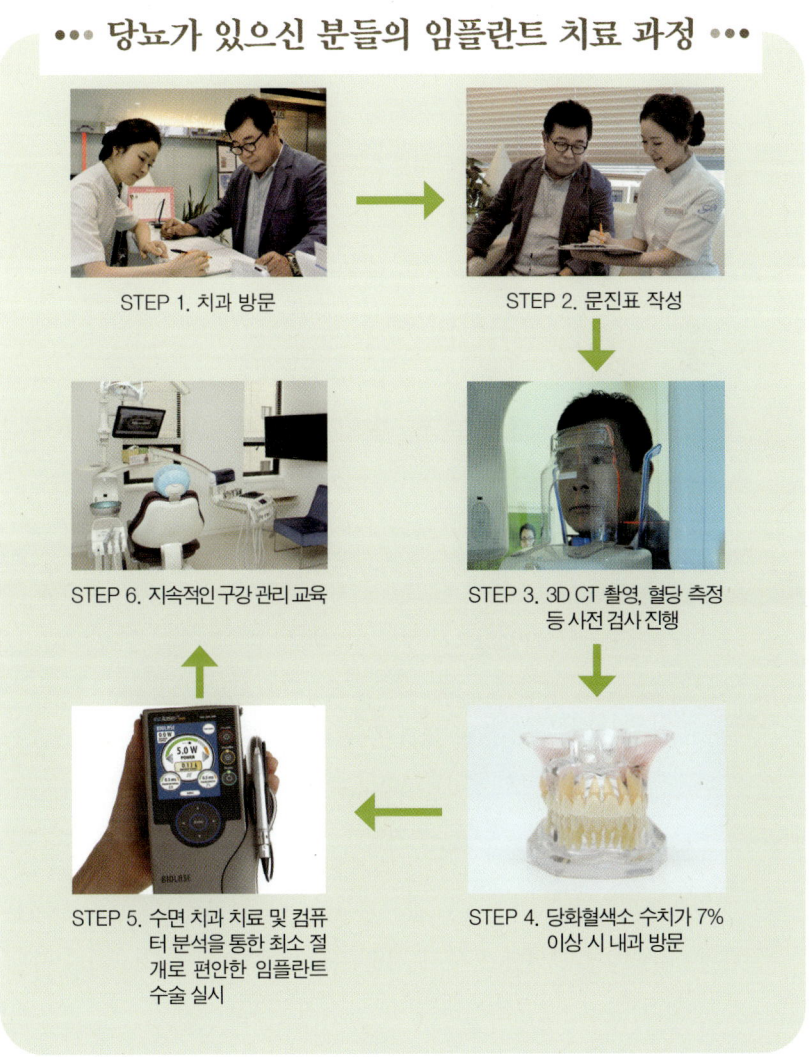

··· 당뇨가 있으신 분들의 임플란트 치료 과정 ···

STEP 1. 치과 방문

STEP 2. 문진표 작성

STEP 3. 3D CT 촬영, 혈당 측정 등 사전 검사 진행

STEP 4. 당화혈색소 수치가 7% 이상 시 내과 방문

STEP 5. 수면 치과 치료 및 컴퓨터 분석을 통한 최소 절개로 편안한 임플란트 수술 실시

STEP 6. 지속적인 구강 관리 교육

1단계 : 전문적인 당뇨 임플란트 시술이 가능한 병원에서 정확한 검사 과정을 거칩니다.(혈액검사, 혈당검사를 통해서 정확한 혈당치 파악, 골밀도 파악)

2단계 : 임플란트도 중요하지만, 식이요법과 약물요법 등을 통해 수술을 받으실 수 있는 최소한의 상태로 몸 관리를 하는 것이 중요합니다. 당뇨가 있으신 분들은 당뇨와 임플란트를 같이 치료하고 관리하는 치과에서 치료받으시는 것이 좋습니다.

3단계 : 당뇨가 있으셔도 임플란트 시술이 가능한(잇몸 조직을 최소한으로 손상시키는) 최신 시술법으로 임플란트를 시술합니다.(내비게이션 임플란트, 레이저 임플란트)

위에서 말씀드린 대로 당뇨가 있으신 경우 잇몸 상처가 잘 낫지 않아 감염 우려가 있고 골밀도가 낮아 임플란트가 어렵습니다. 이와 같은 경우 잇몸을 절개하지 않는 최신 수술법인 내비게이션 임플란트와 출혈이 거의 없는 물방울 레이저 등으로 시술하면 당뇨가 있으신 분도 안전하게 시술받으실 수 있어요. 실제로 제 환자분들 중에 식후 혈당이 300 이상 올라가시던 분들도 적절한 혈당치 조절 후에 안전하게 임플란트 치료를 잘 받으시고 지금은 당에 좋은 음식을 잘 드실 수 있게 되어 혈당 조절도 잘됨으로써 건강하게 생활하시고 계시지요.

4단계 : 지속적인 관리를 통해서 시술받으신 임플란트를 건강하게 사용하실 수 있도록 합니다.

이와 같이 당뇨병 환자분들을 위해 운영하는 과정을 저희 병원에서는 토탈케어시스템이라고 합니다.

> **토탈케어시스템이란?**
> 고령, 당뇨, 고혈압 등 임플란트 시술 시에 부담을 느끼는 환자들에게 식이요법, 운동 처방 등 한 명, 한 명에게 맞춤화된 관리를 받으면서 임플란트를 진행할 수 있는 선진화된 국내 유일의 시스템입니다.

◎ **올바른 칫솔질이 중요** : 당뇨병 환자의 입속 관리 중 가장 중요한 것은 단연 올바른 칫솔질입니다. 하루 3회 이상의 칫솔질을 하되 반드시 음식 섭취 후 3분 이내에 해야 하지요. 간식 후에도 하는 것이 좋으며, 특히 치아에 잘 달라붙는 음식물 섭취 후에는 이를 닦도록 합니다.

◎ **혈당 조절은 필수** : 당뇨병 환자가 구강 관리를 잘하기 위해서는 적절한 당뇨 조절은 기본이죠. 당뇨 조절이 잘되면 평소의 관리를 통해서 구강질환을 예방할 수 있고 치과 치료의 효과도 높일 수 있습니다.

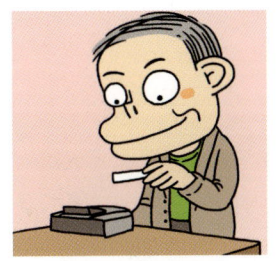

◎ **식이요법도 필요** : 혈당 조절을 위해서는 식사 조절도 중요합니다. 치주질환으로 인한 치아의 부실은 곧 식사요법의 실패로 다가와 당뇨 조절에 한계를 가져오기 때문이지요.

당뇨에 좋은 음식

실제로 치아가 좋지 않으면 드실 수 없는 음식이 많습니다. 김치, 깍두기, 깻잎, 고비, 고사리, 갓, 고구마줄기, 김, 미역, 다시마, 냉이, 녹두나물, 더덕, 두릅, 무, 배추, 미나리, 버섯, 부추, 상추, 쑥, 시금치, 아욱, 양배추, 오이, 호박, 우거지, 시래기, 죽순, 취나물, 파, 콩나물, 고추…….

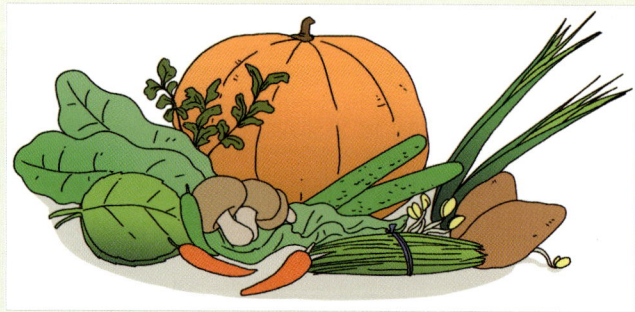

최신 연구에 따르면 치주질환을 일으키는 세균이 혈관에 염증을 일으키고 당뇨 합병증인 심장질환, 동맥경화, 뇌졸중까지 유발하는 것으로 알려져 당뇨병 환자의 치주 관리는 필수입니다. 따라서 당뇨병 환자는 평소에 구강 위생에 지속적인 관심을 가지고 관리에 신경을 써 건강한 구강 건강 상태를 유지해야 할 것입니다.

당뇨가 있으신 분들은 잇몸뼈가 약하고 상처가 잘 낫지 않아서 일반적인 잇몸을 절개하는 임플란트 시술을 받으시게 되면 성공 확률이 상당히 떨어지게 되지요.

이때 잇몸을 절개하지 않는 최신 임플란트 시술법을 통하게 되면 안전하고 빠르게 시술받으실 수 있고, 당뇨가 있으신 분들도 부작용이 거의 없이 시술받으실 수 있습니다.

당뇨병 환자에게 효과적인 치료법

1) **내비게이션 임플란트** - 잇몸을 절개하지 않고 시술
2) **물방울 레이저 임플란트 시술** - 수술칼이 아닌 레이저를 이용해서 임플란트 시술을 하는 방법
3) **로봇을 이용한 임플란트 시술** - 잇몸뼈가 단단한 부분만 골라서 임플란트를 심는 방법

위와 같은 방법 등을 이용해서 시술하면 안전합니다.

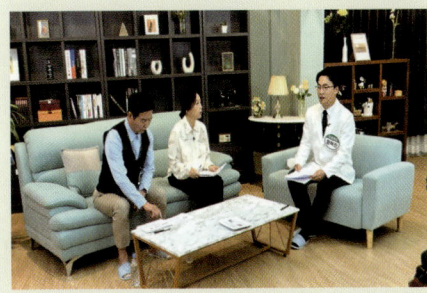

◀ OBS 〈건강이 최고〉 - 당뇨병 환자도 안전한 임플란트

단순히 임플란트 시술을 받으시는 것이 아니라 질환의 치료와 운동요법, 식이요법을 동반하여 전신적인 질환 상태를 동반 치료함으로써 임플란트와 남아 있는 자신의 치아를 좀 더 장기적으로 사용하게 하는 선진화된 최첨단의 치료 방법이라 할 수 있겠습니다.

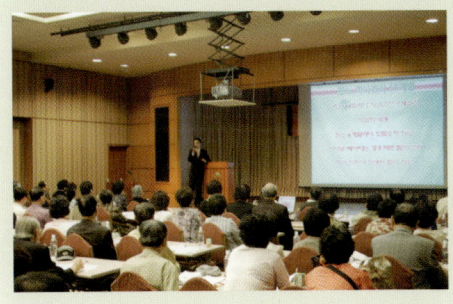

◀ 한국당뇨협회에서 치과질환과 당뇨에 대해 강의

••• 당뇨병 환자분들의 치아와 임플란트 관리 요령 •••

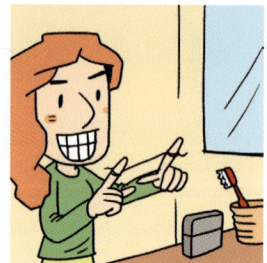
①하루에 두번 치실을 사용한다

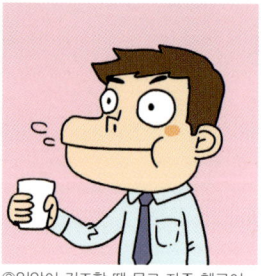
②입안이 건조할 땐 물로 자주 헹구어 준다

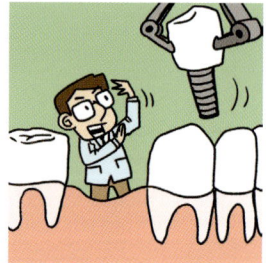
③치아가 빠지면 이른 시일안에 치아를 복원한다

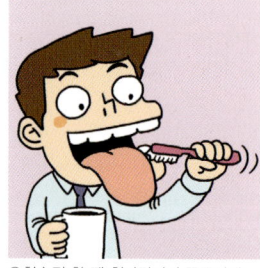
④칫솔질 할 땐 혓바닥까지 꼼꼼하게 닦는다

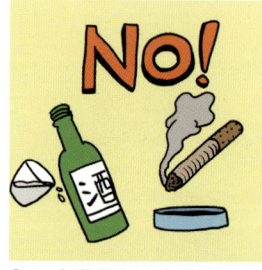
⑤스트레스를 줄이고 술과 담배를 끊는다

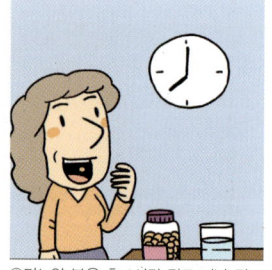
⑥당뇨약 복용 후 1시간 정도 지난 뒤 진료를 받는다

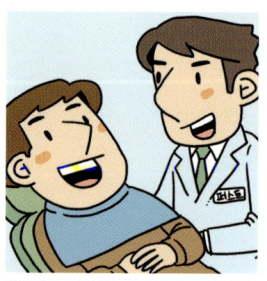
⑦뚜렷한 자각증상이 없어도 3~6개월에 한번은 꼭 치과검진을 받는다

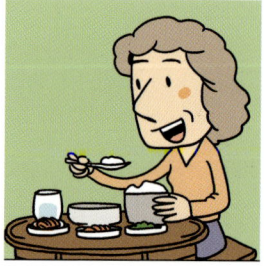
⑧저혈당 방지를 위해 치과 치료 당일 아침식사를 꼭 한다

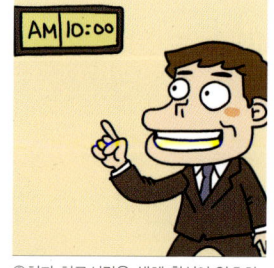
⑨치과 치료시간은 생체 활성이 양호하고 몸 상태가 좋은 오전시간을 택한다

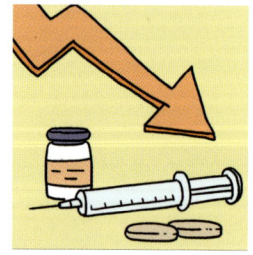

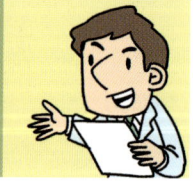

당뇨병 환자분들의 경우 올바른 생활 습관과 식이조절이 매우 중요합니다.

⑩가능한 충격과 스트레스를 줄일 수 있도록 진료시간, 통증, 마취, 출혈을 최소화 한다.

2. 고혈압이 있는데 치과 치료를 받을 수 있나요?

일반적으로 휴식 상태의 누운 상태에서 성인의 동맥압이 140/90 mmHg을 넘을 때를 고혈압이라고 할 수 있습니다.
고혈압은 장기간 무증상으로 진행되기 때문에 환자들이 본인의 상태를 잘 모르고 있는 경우가 많으며 통상적인 신체검사에서 우연히 발견되는 경우가 대부분인데요.
치료의 결정은 전적으로 개인에 따라 개별적으로 판단해야 합니다. 이때 혈압의 절대치, 신체검사 소견, 검사실 소견, 가족력, 인종, 식생활, 생활양식, 나이, 환자의 의지 등이 고려되어야 하며 일반적으로 정상혈압에 가까울수록 관련된 질병의 이환율과 사망률은 낮아집니다.

네, 그렇습니다. 게다가 치과에서 사용하는 국소 마취제의 사용으로 인해 혈관이 수축되어 혈압이 올라가기 때문에 기존에 고혈압이 있으신 분의 경우 잘 치료해야 하며, 치료 중에 일어나는 출혈 또한 고혈압 환자에게 문제가 될 수도 있기 때문에 세심한 배려가 필요하지요.
다만, 요즘은 다양한 방법 등을 통해서 고혈압이 심하신 경우에도 안전하게 임플란트 수술을 받으실 수 있으므로 걱정하지 않으셔도 됩니다.

고혈압 환자의 치과 치료 시 문제점

1. 치과 국소마취제의 사용으로 인한 혈압의 상승
2. 출혈 성향 존재
3. 치과 치료 자체의 스트레스로 인한 혈압의 상승
4. 긴 치료 시간을 견딜 수 없다.
5. 혈압 상승에 따른 합병증 우려(뇌졸중, 심근경색)

    혈관 질환이나 혈압 상승이 있는 환자에서는 부가적인 혈압 상승으로 인해 뇌졸중이나 심근 경색이 일어날 수 있습니다.

고혈압 환자의 전신 상태 분류별 임플란트 치료의 원칙

140 이하 : 통상적인 치과 치료 시행
140~160 : 스트레스 감소법 사용
160~170 : 내과적인 검진 필요
170~190 : 부가적인 약물 투여 필요
190 이상 : 유의 대상

고혈압 환자의 치과 치료 시 유의 사항

고혈압 환자의 경우 치과 치료 시 주의해야 할 사항이 몇 가지 있습니다. 에피네프린이 들어 있는 마취제의 사용량을 최대한 줄여야 합니다. 또한 치과 진료의 모든 과정에서 환자가 스트레스를 최소한으로 받을 수 있도록 세심한 배려가 중요합니다. 마지막으로, 환자들의 기립성 저혈압을 주의해야 합니다.

그렇다면 고혈압 환자들은 어떻게 해야 안전하게 임플란트 시술을 받을 수 있을까요?

고혈압 환자의 치과 치료

일단 고혈압 환자분은 혈압을 낮추는 것이 중요합니다.

다음과 같은 세 가지 방법을 통해 고혈압이 있으신 분들도 안전하게 임플란트 시술을 받으실 수 있습니다.

첫째, 수면 치과 치료를 통해 주무시면서 편안하게 임플란트 수술을 받으시게 되면 주무시는 동안 혈압이 떨어지게 되므로 고혈압이 있으신 분들도 안전하게 시술받으실 수 있습니다.

둘째, 잇몸을 절개하지 않는 내비게이션 임플란트를 통해 시술하게 되면 치과 마취제의 사용량을 줄일 수 있어 혈압이 올라갈 우려가 줄어들게 됩니다.

셋째, 물방울 레이저와 같은 레이저 시술을 하게 되면 출혈량이 줄어들게 되므로 마찬가지로 치과 마취제의 사용량을 줄일 수 있고, 부가적으로 수면 치과 치료 시 주무시는 동안 혈압을 낮추는 별도의 주사약을 투여할 수 있어 안전하게 시술받으실 수 있습니다.

현대에는 최첨단 임플란트 시술법으로 당뇨병 환자, 고혈압 환자 등 만성질환 환자들도 안전하고 부작용 없이 치료받을 수 있게 되었습니다.

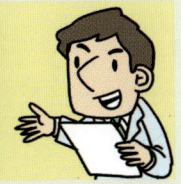

3 간이 좋지 않은 환자분들의 임플란트 치료

바이러스성 간염은 A형, B형, C형 세 가지 바이러스 중 한 가지에 의한 간의 급성 감염을 말하며, 약 2%는 전격성 간염으로 약 80%가 사망합니다. 전체 급성 간염 환자의 약 10%에서는 만성 간염으로 진행하는데, 과거에는 실제로 간질환이 있으셨던 분의 경우 치과 치료가 어려웠던 것이 사실입니다. 그렇죠? 장혁진 원장님.

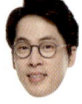

네, 맞습니다! 과거에는 간이 안 좋으신 분들은 다음과 같은 이유로 해서 임플란트 치료를 하기가 어려웠던 것이 사실입니다.

첫째, 출혈성 치과 치료에서 피가 잘 멈추지 않는 원인이 됩니다.

둘째, 간질환이 있는 경우에 피해야 할 약물들이 있어 약 처방하기가 쉽지 않았죠.

따라서 간질환 환자분의 경우 출혈을 줄일 수 있는 치료 방법이 중요한 이유로, 많은 치과에서 간이 좋지 않으신 분의 임플란트 치료를 미루어왔던 것이 사실입니다.

아니, 그럼 장혁진 원장님. 지금은 간이 좋지 않은 사람들도 임플란트 수술이 가능한가요?

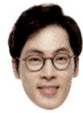 네, 맞습니다. 결국 간이 좋지 않으신 분들이 임플란트가 어려웠던 이유는 크게 두 가지가 있어요.

첫째, 피를 멈추게 하는 중요한 성분이 간에서 만들어지는데, 간이 좋지 않으신 분들은 이와 같은 이유로 출혈이 잘 멈추지 않는 경우가 있었죠.

둘째, 치과 마취제의 분해가 간에서 이루어지므로 간의 기능이 좋지 않으신 분들은 치과 마취제의 사용이 쉽지가 않습니다. 즉, 간이 좋지 않으신 분들께 치과 마취제의 사용량이 많아지게 되는 것은 마치 간이 좋지 않으신 분들께 과량의 술을 드시게 하는 것과 유사합니다.

결과적으로, 치과 마취제의 사용량을 줄이고 잇몸을 되도록 절개하지 않아서 출혈량을 줄이는 임플란트 수술을 하는 것이 해결책이죠.

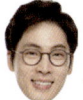 따라서 간기능이 좋지 않으신 분들은 다음과 같은 방법으로 임플란트 시술을 받으시는 것이 좋습니다.

첫째, 가장 중요한 것은 내과적인 지식이 충분히 있는, 많은 임플란트 시술 경험이 있는 임플란트 전문의에게서 임플란트 시술을 받으시는 것이 좋겠습니다.

둘째, 가능한 마취제의 사용량과 출혈을 줄일 수 있는 다양한 수술 방법을 동원하는 것이 좋습니다. 그것이 바로 앞서 얘기한 간질환, 고혈압이 있으신 분의 임플란트 수술 시에 사용하는 방법과 같다고 할 수 있습니다. 내비게이션 임플란트, 수면 치과 치료법, 약물요법, 물방울 레이저 치료 등입니다.

4 신장질환 환자의 치과 치료

만성 신부전은 장기간에 걸쳐 점진적으로 신장 조직의 파괴가 일어나면서 다양한 증상을 일으킵니다. 궁극적으로 신장이식 수술을 받기 전까지는 근본적인 치유가 힘듭니다.

네. 그래서 많은 환자들이 만성 신부전 상태로 치아나 잇몸 치주 치료를 위해 치과를 내원하고 있지요. 투약이나 식이요법만을 받는 초기 환자들도 있고, 혈액 투석이나 복막 투석을 받는 환자도 있고, 또 신장이식을 받은 환자가 찾아오기도 합니다.

신장이식 수술을 예정하고 있는 환자가 치과를 찾기도 할 겁니다. 이식 수술 전에 입안에 감염 가능 병소가 있는지를 미리 확인하기 위해 방문하는 것입니다. 이식 수술 후에는 면역억제제를 복용하게 되므로 면역억제 상태에서 감염이 발생하는 경우 치명적인 결과가 발생될 수도 있으므로 이를 미연에 방지하기 위함입니다.

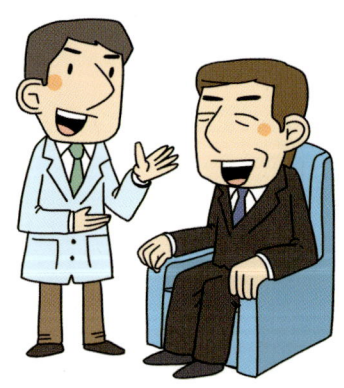

••• 신장질환 환자의 치과 치료 시 유의 사항 •••

1. 정기적으로 신장 투석을 받는 사람은 비교적 건강하게 생활할 수 있으나 신장 투석 전에 항응고제를 복용하는 것이 문제입니다. 이로 인해 투석 후 6~12시간 동안은 지혈이 되지 않습니다. 따라서 신장 투석 후에는 바로 치과 치료를 받는 것은 피해야 합니다.
2. 영구적인 정맥 단락을 하고 있어 감염의 가능성이 높기 때문에 치과에서 치료 시에 유의해야 합니다. 치과 치료 시 예방적 항생제 투여를 받으세요.

만성 신부전 환자의 경우에도 일반 환자에서 볼 수 있는 충치와 잇몸(치주) 질환에 대한 치료가 필요한 경우가 대부분입니다.

••• 만성 신부전 환자의 치과 치료 시 유의 사항 •••

· 식이요법이나 약물 치료만 받고 있는 초기 환자의 경우

일반인과 비교해서 치과 치료 시 특별한 차이점은 없습니다. 하지만 환자의 출혈 경향 정도는 출혈을 동반하는, 대부분의 치과 치료 전에 꼭 확인하는 것이 중요합니다. 내과의사에게 환자의 현 상태나 복용 중인 약물에 대해 자문을 구한 후에 치료가 시행될 수도 있습니다. 오히려 일반적인 치과 치료가 시행될 경우에는 일반 환자에 비해 더욱 더 적극적인 치료와 구강위생 관리를 시행하는 것이 좋습니다. 왜냐하면, 이후 환자가 투석 치료나 신장이식 수술을 받는 경우 이와 같은 적극적인 치과 치료가 힘들 수도 있기 때문입니다.

· 혈액 투석을 받고 있는 환자의 경우

감염 가능성이 있기 때문에 치과 치료 시기는 투석 다음 날 오전이 적절합니다. 투석 당일에는 환자의 투석을 원활하게 하기 위해 혈액이 응고되지 않도록 항응고제를 사용하는 관계로 출혈이 될 우려가 많으며 환자도 피곤한 상태입니다. 하지만 투석 다음 날 오전은 항응고제의 영향이 없으며 환자의 전신 상태도 그리 나쁘지 않기 때문이지요.

혈액 투석을 위한 혈관 수술 자리가 감염 가능성이 많은 관계로 치과 치료 전 항생제를 사전 복용시키는 경우가 있으나, 투약의 필요 유무는 치료 수술의 종류에 따라 판단이 필요합니다.

만약 환자가 신장이식을 앞두고 있다면 구강 내 임상 검사와 방사선 검사를 철저히 하여 충치, 잇몸질환(풍치, 치주염), 사랑니 주위의 염증(지치주위염), 치아뿌리의 염증(치근단 병소) 등 감염이 가능한 병소를 미리 제거하여야 합니다.

만성 신부전 환자에게 가장 중요한 점은 현 상태의 구강질환에 대한 치료와 함께 정확한 구강 위생 관리 요령을 배우는 것입니다. 이는 환자의 고통 완화와 성공적인 신장이식을 위하여 매우 중요한 과정입니다.

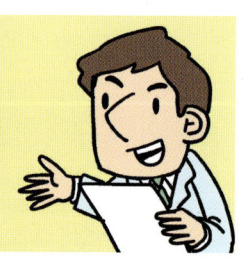

**해당 QR코드를 사용 중인
휴대폰 카메라로 스캔해 보세요!**

-

장혁진 원장님의 설명을
동영상으로 확인하실 수 있습니다.

5. 심장질환과 치과 치료
심장판막증(류머티즘성 심장질환) 환자의 치과 치료

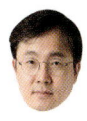 심장판막에 이상이 있거나 심내막염을 앓았던 환자는 치과 진료와는 직접적인 연관이 있을 수 있습니다.

그리고 심내막염은 감기와 유사한 증상으로 시작이 되나 제때 항생제 치료가 되지 않을 경우 10%가량의 사망률을 보이고 있어 치과에서 상당한 주의를 요합니다.

발치, 치석 제거, 임플란트 수술 등 균혈증을 유발할 수 있으므로 치료 과정 동안 예방적 항생제 투여가 필요합니다. 단, 치은에 영향이 없는 수복치료를 할 때는 항생제를 투여할 필요가 없지만, 내과의와 미리 상의 후 시술이 들어가도록 합니다.

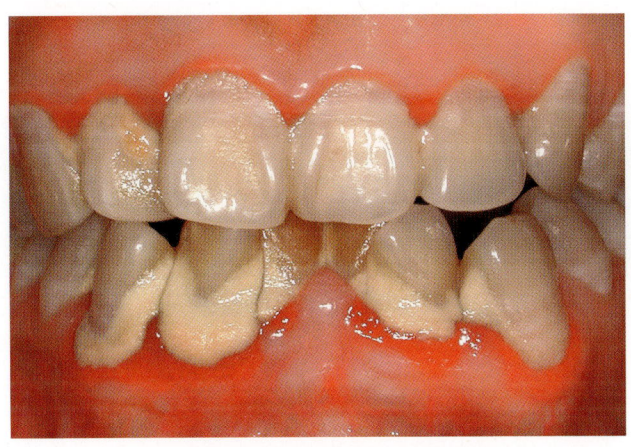

▲ 심장질환 증상에 따른 구강 상태

· 치과 치료 시 주의 사항

심장질환으로 수술을 앞둔 환자나 방사선 치료를 예정하고 있는 환자들의 치료는 정확한 진단과 함께 신속한 처치가 중요하며, 이후 전신 상태의 회복과 더불어 구강 건강을 위한 연속성 있는 점검이 필요합니다.

심장질환으로 수술을 받는 환자의 경우 구강 내에 존재하는 질환이 심장 수술과 수술 후에 영향을 미칠 수 있어서 수술 전에 치과 검사를 하는 것이 필수적으로 받아들여지고 있는데요.

선천성 심장질환 환자일 경우, 감염성 심내막염에 감수성을 가지고 있고, 치과 치료 후에 균혈증에 의해서 감염성 심내막염이 발생할 수 있습니다. 따라서 선천성 심장질환 환자에게 감염성 심내막염을 유발할 수 있는 치과 치료를 시행 시에는 예방적 항생제를 투여하는 게 좋겠지요.

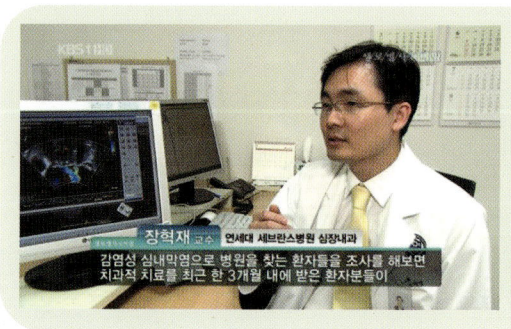

KBS 〈생로병사의 비밀〉
- 치주질환 편

감염성 심내막염과 치주질환과의 연관성에 대해 장혁재 교수님 인터뷰 모습.

연세대학교 세브란스 내과학 교실 장혁재 교수의 advice

전신질환 환자, 이런 치과 찾으세요!

치주질환은 전신질환을 발병시키거나 악화시키는 원인이 되기 때문에 전신질환 환자들도 치주질환을 방치하지 않고 미리미리 치료하는 게 중요합니다.

1. 전신질환이 있으신 분께 임플란트 시술을 한 경험이 많은 병원

저희 의과 쪽에서도 수술 경험이 많고 같은 증상의 환자들을 많이 경험한 의사가 실력이 있습니다. 마찬가지로 치과에서도 전신질환을 가진 환자를 얼마나 많이 치료한 경험이 있는가를 살펴서 치과를 찾으신다면 후회하는 일은 없을 겁니다.

2. 내과적 지식이 충분한 의사, 병원

전신질환 환자분들이 복용하고 있는 약에 대한 지식이나 치료 중에 발생할 수 있는 위험과 대처 방법 등 내과적 지식이 충분한 의사와 병원을 찾는 것이 중요합니다. 따라서 전신질환이 있다거나 고령의 환자분들도 안전하게 임플란트를 시술받으실 수 있겠습니다.

3. 시스템이 갖춰진 병원

장혁진 원장님이 말씀하신 대로 최신 의료 장비나 첨단 수술 방법을 가진 병원이 아무래도 치료 시간이나 출혈, 그리고 통증을 줄일 수 있기 때문에 전신질환자에게 적합하지 않을까 생각합니다. 또 필요한 경우 내과의사와 손쉽게 협진할 수 있는 시스템을 갖춘 병원이 좋겠습니다.

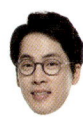 솔직히 그동안 수술에 대한 걱정이 많았어요. 전에 한 번 실패한 경험도 있고 해서요. 그런데 원장님 말씀을 다 듣고 나니 안심하고 수술받을 수 있을 것 같습니다. 정말 원장님 말씀대로 전신적인 질환이 있어도 안전하게 임플란트 수술을 받을 수 있겠군요.
네, 수술 결심했습니다. 날짜 잡아주세요!

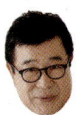 네. 안심이 되셨다니 다행입니다.

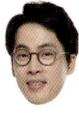 제가 받게 될 수술 방법에 대해 수술 전 정리 부탁할게요. 원장님!

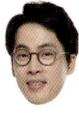 네. 백 선생님의 이해를 돕기 위해 백 마디 말보다 간단하게 표로 정리해 보겠습니다.

백일섭 님의 현재 문제점

1. 기존 임플란트 시술이 실패했을 만큼 잇몸뼈가 상당히 약하다.
2. 임플란트 치료를 위해서 많은 시간을 투자할 수 없다.
3. 통증에 대한 두려움이 크다.
4. 혈압, 당뇨 등 전신적인 컨디션이 좋은 편이 아니다.
5. 빨리 식사를 하고 싶다.
6. 촬영 일정상 수술 후에 붓거나 멍드는 것이 없어야 한다.
7. 신경관 손상이나 상악동염 등 수술 후 부작용에 대한 걱정이 크다.

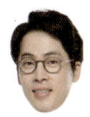 **가능한 해결책**

1. 내비게이션 임플란트를 통해서 잇몸을 절개하지 않고 수술하여 부기와 통증, 당뇨로 인한 감염의 가능성을 최소화한다.
2. 내비게이션 임플란트 시술을 통해 임시치아까지 당일에 끼워 바로 식사할 수 있도록 한다.
3. 레이저 임플란트 시술로 수술 후 부작용을 줄인다.
4. 수술에 대한 두려움 없이 자고 나면 수술이 끝나도록 수면 치과 치료를 한다. 한꺼번에 많은 치료를 진행하여 내원 횟수를 최대한 줄인다.

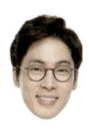 자, 이와 같은 방법으로 수술할 예정입니다. 선생님!

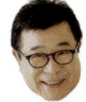 와! 좋네요. 정리된 것을 보니 정말 간단하고 명확하네요. 원장님만 믿고 수술을 진행하겠습니다.
수술 날 뵙겠습니다. 잘 부탁드려요 원장님!

해당 QR코드를 사용 중인 휴대폰 카메라로 스캔해 보세요!

-

장혁진 원장님의 설명을 동영상으로 확인하실 수 있습니다.

제6장

임플란트 성공,
수술 후 관리로 좌우된다!

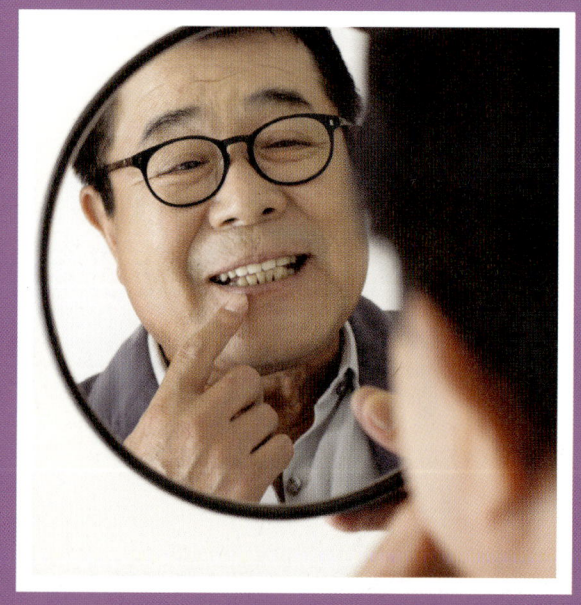

신이 인간에게 치주질환이라는 질병을 주었다면 그에 대한 대처법으로
한 번의 기회를 준 것이 바로 임플란트가 아닐까 생각합니다.
한 번 더 기회를 준 것이기에 또 다시 손상되지 않도록 임플란트를
자신의 치아처럼 잘 관리해야 합니다.
백일섭 님이 내비게이션 임플란트로 성공적인 수술을 마친 후
최종치아로 바꾸기 위해 병원을 찾았습니다.

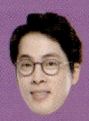 좀 어떠셨나요? 불편하신 데는 없으셨나요?

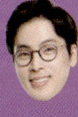 전혀 불편함이 없었습니다. 이렇게 간편하고 통증 없이 치료할 수 있었는데 그동안 마냥 참은 걸 생각하면……. 주변 사람들한테도 알려주고 싶더라고요. 그래서 말인데요, 제가 처음 병원에 왔을 때부터 지금까지의 과정을 간단히 정리해주실 수 있나요?

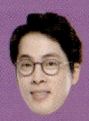 그럼 같이 한번 정리해볼까요?

1 백일섭 님의 내비게이션 임플란트 치료 과정

1. 병원에 내원한 첫날

*의사와 상담을 통해 현재 상태를 진단받았습니다.
*그리고 첫날 복잡하긴 하지만, 정확한 진단을 내리기 위해 면밀한 검사를 했습니다.
*자료 수집을 위해서 일반적인 방사선 사진과 컴퓨터 단층촬영을 했습니다.

"건물을 지을 때 정확한 측량을 하고 설계도를 그리듯 임플란트도 정확한 치료 계획을 위해서는 면밀한 검사가 중요합니다."

실제로 선생님이 오셨을 때는 식사하시기 상당히 불편하신 상태였습니다. 하지만 다행히도 임플란트를 하실 수 있는 상태였고, 또 어느 정도의 치조골이 있는 상태였지요.

또 선생님께서도 수술 후에 생길 수 있는 통증이나 부기, 출혈 등에 대해 상당히 걱정이 많으신 상태였기 때문에 컴퓨터 유도장치를 통한 임플란트 시술을 하기로 결정했습니다.

컴퓨터 유도장치를 통한 임플란트 시술을 결정한 이유

1. 수술 후나 수술 시의 통증에 대한 두려움이 많이 있으신 상태였고,
2. 바쁘신 일정으로 인해 병원에 자주 내원하실 수 없었으며,
3. 임플란트 수술 후 곧바로 식사하실 수 있기를 원하시고,
4. 쉴 틈 없이 새 드라마에 들어가시는 백일섭 님의 경우, 부기라든가 출혈이 있어서 연기에 방해가 되면 안 됐습니다.

이와 같은 것들을 다 만족시키는 시술이 바로 컴퓨터 유도장치를 이용한 임플란트였기 때문에 면밀한 검사를 거쳐 진행하시기로 했지요.

일단 명확한 검사를 위해 마지막으로 본을 떠서 모형을 제작, 분석을 정확히 할 수 있는 방사선 불투과성 틀을 만드는 과정이 필요했습니다.

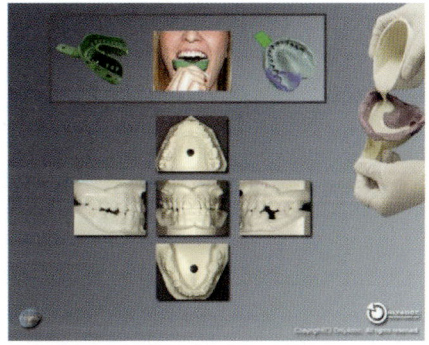

2. 컴퓨터를 통한 면밀한 치조골 분석

백일섭 님이 댁에 가 계신 동안 저희는 병원에서 찍은 CT 자료를 컴퓨터 프로그램을 통해 변환하여 컴퓨터 유도장치를 만들 수 있는 준비를 했습니다. 이 과정에서 몇 개의 임플란트를 어느 위치에 심을 것인가를 면밀히 분석했습니다.

▶ 기공실 과정 :
방사선 불투과성 장치를 제작

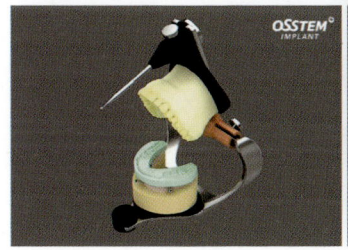
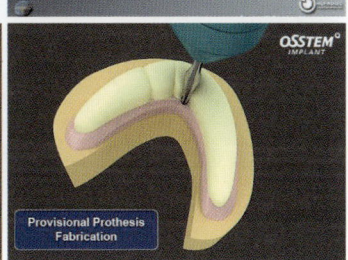

그동안 저희 치과의 치아기공실에서는 저희 기공사 선생님들이 치조골 컴퓨터 분석을 위해 필요한 장치를 제작했습니다.

3. 두 번째 내원

백 선생님께서 두 번째 내원한 날, 저희가 제작한 방사선 불투과성 장치를 입안에 끼우고 다시 단층촬영을 했습니다. 이것을 가지고 다시 컴퓨터로 분석했는데요. 이때 최종 임플란트 수술 계획을 결정했습니다.

*어떤 길이의 임플란트를 심을 것인가?
*어떤 굵기의 임플란트를 심을 것인가?
*얼마만큼의 깊이로 임플란트를 심을 것인가?

모든 것이 정해지면 여기에 맞게 장치를 주문해서 모든 수술 준비를 끝냈습니다.

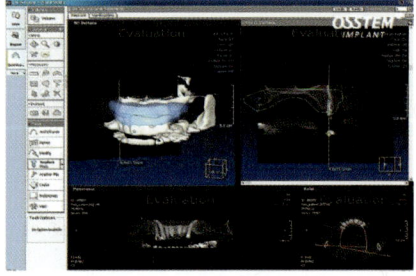

주문한 지 며칠 후 장치와 함께 정확한 수술 가이드 방법이 도착했습니다. 또 선생님의 경우에는 식사도 바로 하시기 원하셨기 때문에 강화 플라스틱으로 된 임시치아까지 수술 당일 끼우실 수 있도록 복잡한 과정을 거쳐 미리 제작해두었습니다.

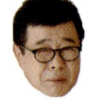

아! 전 집에서 편하게 기다렸는데, 제가 수술을 기다리는 동안 이렇게 여러 단계와 복잡한 과정을 거쳐서 정확한 장치가 나오게 됐군요.

4. 수술 당일

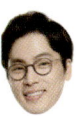 백일섭 님은 수술 당일, 장치를 입안에 끼우고 수술에 들어갔습니다. 수술은 잇몸 절개 없이 진행됐습니다. 그날 긴장 많이 하셨는데, 생각보다 그렇게 불편하지 않으셨지요?

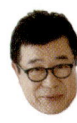 네. 그냥 숙면을 취했다니까요. 하하하!

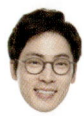 잇몸 절개 없이 미리 만들어놓은 치아를 바로 끼우니 다양한 장점이 있었습니다. 무엇보다 수술 후 바로 식사하실 수 있었지요.

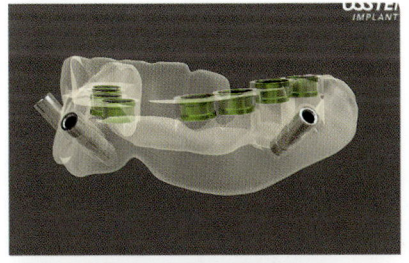

미리 제작된 임플란트를 위한
컴퓨터 유도장치

장치를 입안에 끼우는 과정

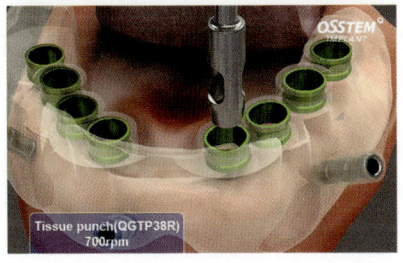

유도장치를 통해 임플란트를
심는 과정

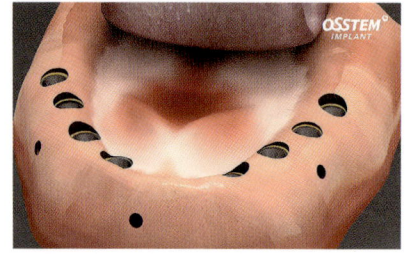

유도장치를 제거한 입안 상태
- 작은 구멍만 나 있다.

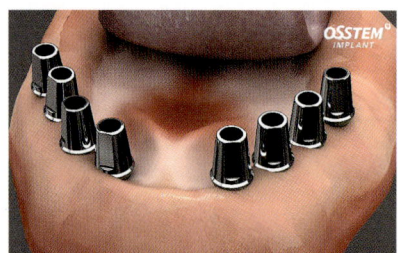

잇몸 속에 있는 임플란트에
치아 몸통을 연결

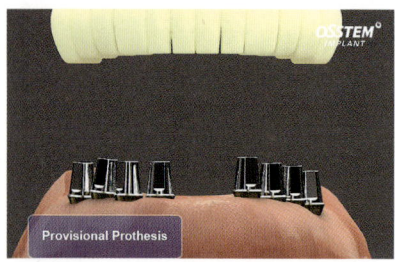

치아 몸통에 미리 만들어둔 임시치아를
연결, 수술 당일 바로 식사하실 수
있도록 합니다.

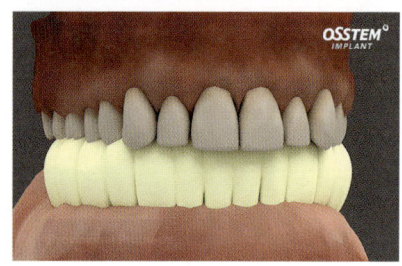

플라스틱 치아는 재질만 다를 뿐
최종치아와 모양이나 기능 모두
거의 차이가 없고 식사도 잘하실 수 있습
니다.

5. 확인 과정

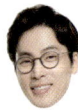

그리고 임시치아를 잘 쓰시고 있는지, 임시치아의 모양은 마음에 드시는지 중간에 확인을 했지요.

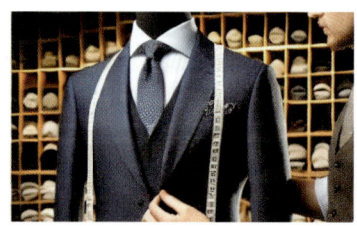

맞춤옷의 가봉 과정과 유사한 임시치아 단계

확인 과정은 중요한 요소인데, 마치 맞춤 옷으로 따지면 '가봉'을 해보는 과정과 같습니다. 임시치아로 먼저 식사도 해보시고 모양도 보시면서 다음과 같은 사항이 마음에 드시는지 저와 의견 교환을 했습니다.

모양
1) 치아의 길이는 마음에 드는지?
2) 치아의 색상은 마음에 드는지?
3) 치아의 돌출 정도는 마음에 드는지?
4) 치아의 전체적인 모양, 얼굴과의 조화는 마음에 드는지?

기능
1) 식사는 양쪽 다 씹히고 있는지?
2) 음식물을 씹을 때 통증은 없는지?
3) 치아의 크기가 너무 크거나 너무 작아서 불편한지?
4) 볼이나 혀가 씹혀서 불편하지는 않은지?

이와 같은 사항을 의사와 면밀하게 점검하는 것이 중요합니다. 만약 이 과정에서 불편한 점이 있다면 수정해서 최종치아를 완성하게 되지요. 아름다운 치아를 만들기 위해서는 이와 같은 과정이 필수입니다.

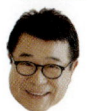 아, 이렇게 정밀한 단계를 거쳐 치아가 만들어지는 거군요.

6. 최종치아 완성

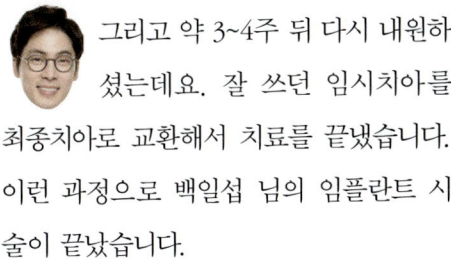 그리고 약 3~4주 뒤 다시 내원하셨는데요. 잘 쓰던 임시치아를 최종치아로 교환해서 치료를 끝냈습니다. 이런 과정으로 백일섭 님의 임플란트 시술이 끝났습니다.

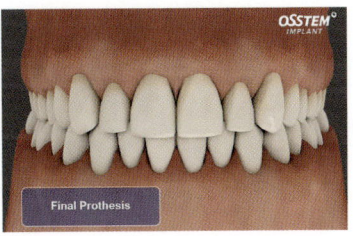

2. 임플란트, 자동차만큼 아끼세요!

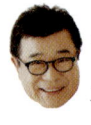 이렇게 진행이 됐군요. 정말 고맙습니다.
그럼 저는 치아에 문제가 생기면 다시 찾아오겠습니다. 그때 뵙겠습니다.

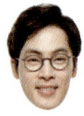 아니, 잠깐만요! 임플란트로 새 치아를 심으셨다고 모든 게 끝난 건 아닙니다. 앞으로가 더 중요하지요.
지속적으로 관리해주지 않으면 과거의 자기 치아처럼 또 문제가 생길 수 있습니다. 치료 종료 후 최소 6개월에 한 번씩은 병원에 들러서 계속 검진을 받으셔야 합니다.

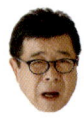 네? 끝난 게 아니라구요? 계속해서 관리를 해줘야 되나요?

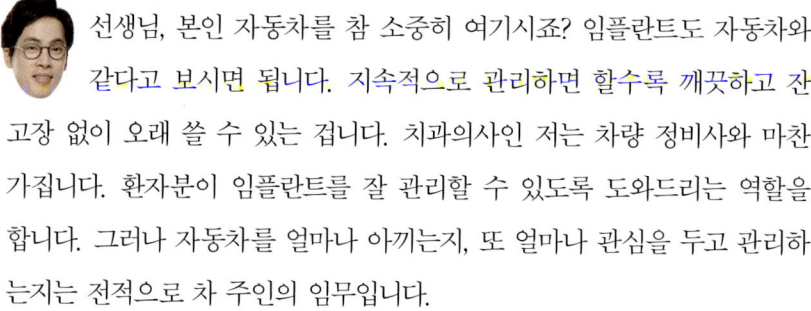 선생님, 본인 자동차를 참 소중히 여기시죠? 임플란트도 자동차와 같다고 보시면 됩니다. 지속적으로 관리하면 할수록 깨끗하고 잔고장 없이 오래 쓸 수 있는 겁니다. 치과의사인 저는 차량 정비사와 마찬가지입니다. 환자분이 임플란트를 잘 관리할 수 있도록 도와드리는 역할을 합니다. 그러나 자동차를 얼마나 아끼는지, 또 얼마나 관심을 두고 관리하는지는 전적으로 차 주인의 임무입니다.

차량 정비와 마찬가지로 임플란트도 관리가 중요합니다!

저희 병원에서는 임플란트 보증제를 실시하고 있습니다. 보증서를 잘 살펴보시면 환자분이 주기적으로 임플란트를 체크하는 경우에만 보증한다고 적혀 있습니다. 엔진오일도 교환하지 않고서 차량을 보증할 수 없는 것과 같지요.

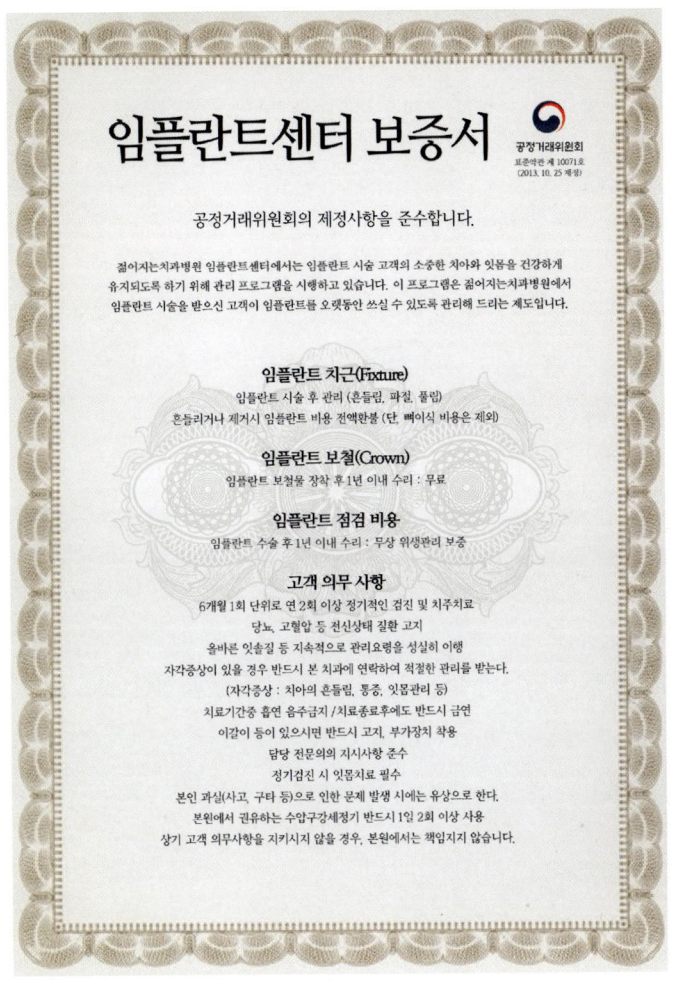

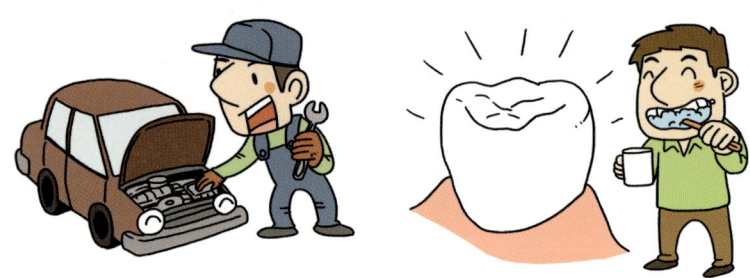

"아무리 좋은 차를 샀다고 하더라도 관리가 소홀하면 오래쓸 수 없습니다."

아, 그렇게 말씀해주시니 이해가 쉽네요.
어떻게 관리를 하면 됩니까?

칫솔이나 치실로 매일 청결을 유지하는 건 기본입니다. 또한, 6개월에 한 번씩 병원에 오셔서 엑스레이 촬영 등으로 임플란트가 뼈에 잘 붙어 있는지 확인하고 필요하면 임플란트를 보수해야 합니다. 좀 더 구체적으로 알아볼까요?

••• 임플란트 시술 후 관리 •••

사후 관리를 잘못하면 많은 시간과 돈을 투자한 임플란트가 제 기능을 발휘하지 못하거나 제대로 자리 잡지 못해서 실패로 끝날 수도 있기 때문에 이제부터가 더 중요합니다.

입안을 청결하게 해서 잇몸 건강을 유지하세요!
임플란트 자체는 자연치아가 아니라서 충치가 생기지는 않지만, 임플란트 시술을 한 주위의 잇몸은 깨끗하게 관리해 주지 않을 경우 잇몸에 염증이 생길 수 있습니다. 이를 임플란트 주위염이라고 합니다.

따라서 식사나 음식물 섭취 후 양치질을 꼭 하고 치간 칫솔이나 치실 등 구강보조용품을 사용하는 등 입안 청결을 항상 유지해야 합니다.

단단하고 질긴 음식은 피하세요.

임플란트는 웬만큼 단단한 음식을 씹어도 견딜 수 있을 정도로 튼튼하지만, 임플란트 치료를 받고 임플란트가 안정적으로 고정되기 전까지는 되도록 단단하고 질긴 음식을 피하는 것이 좋습니다.

임플란트 시술 직후에는 밥이나 빵처럼 부드러운 음식부터 씹는 것이 좋으며, 임플란트와 뼈가 안정되는 시기(약 1년)가 지나면서 서서히 다른 음식물을 씹는 데 적응하는 것이 좋습니다.

이는 임플란트에 처음부터 무리한 힘을 주는 것을 방지하여 구강 내에서 오랫동안 건강한 치아의 기능을 유지하기 위함입니다.

담배는 금물

임플란트 시술 후 금연과 금주를 하는 것이 좋습니다.

특히, 흡연은 임플란트 시술 실패의 주원인으로 담배의 일산화탄소 성분이 잇몸과 잇몸뼈의 혈류를 방해해 임플란트가 잇몸뼈에 고정되는 것을 방해합니다.

흡연은 임플란트 실패율이 흡연하지 않는 사람보다 10배나 높으며 임플란트 시술 후에도 골 융합이 잘되지 않는 결과를 초래합니다.

정기적인 구강 관리

임플란트 시술이 다 끝났다고 해도 한 달 후 치과에서 검진을 받는 것이 좋습니다.

또한, 시술 후 첫 1년 동안은 3개월마다, 그 후에는 6개월에서 1년에 한 번씩 정기적으로 검진을 받아 임플란트 상태를 체크해야 합니다.

임플란트는 다른 보철물에 비해서 수명이 길지만 영구적이지는 않기 때문에 정기적인 검진으로 상태를 잘 점검해야 그만큼 오래 쓸 수 있습니다.

임플란트가 파손되었을 때

임플란트가 풀려 헐렁하거나 보철물이 외부 충격으로 파손되었을 시 즉시 치과에 내원하여 처치를 받아야 합니다. 이외에도 특이한 맛이 느껴지거나 잇몸이 붓고 출혈이 나거나 저작의 이상 등이 느껴지면 전문가에게 검진 및 처치를 받아야 합니다.

임플란트 치료 후 구강 관리

임플란트 주위에도 자연치와 마찬가지로 플라크가 부착되어 주위 점막에 염증을 일으킬 수 있습니다. 임플란트를 장기간에 걸쳐 안정하게 유지하기 위해서는 매일 구강 위생 관리를 철저히 하는 것이 중요합니다. 따라서 적극적인 칫솔질과 정기적인 치과검진이 필요합니다.

[정기검진 - 보철물 장착 후]

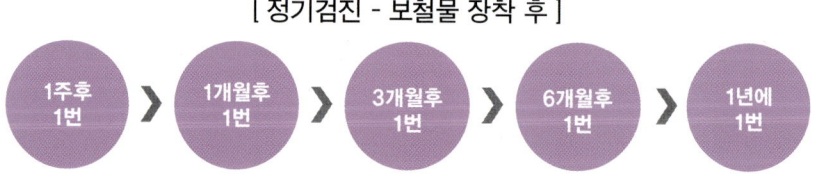

"1년에 한번씩은 계속적인 구강검진이 필요합니다."

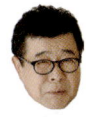 칫솔질은 평소 하던 대로 하면 되는 건가요?

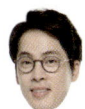 제가 임플란트는 재혼과 같다고 했죠? 어렵게 다시 생긴 치아니까 칫솔질도 조금 더 신경 써주면 좋겠습니다.

••• 임플란트 시술 후 칫솔질 •••

우선 칫솔질을 할 때 임플란트 부위를 꼼꼼하게 닦아야 합니다.

칫솔을 45도 각도로 만들어 잇몸과 임플란트 틈새에 대고 제자리에서 살살 돌려 닦은 후 밑으로 쓸어내리듯 칫솔질을 해줍니다.

흔히 간과하기 쉬운 임플란트 안쪽도 잊지 말고 닦아주어야 합니다.

또한, 임플란트와 치아 사이에는 치실이나 치간 칫솔 등의 구강보조용품을 사용하여 사이에 낀 플라크를 제거해주는 것이 좋습니다.

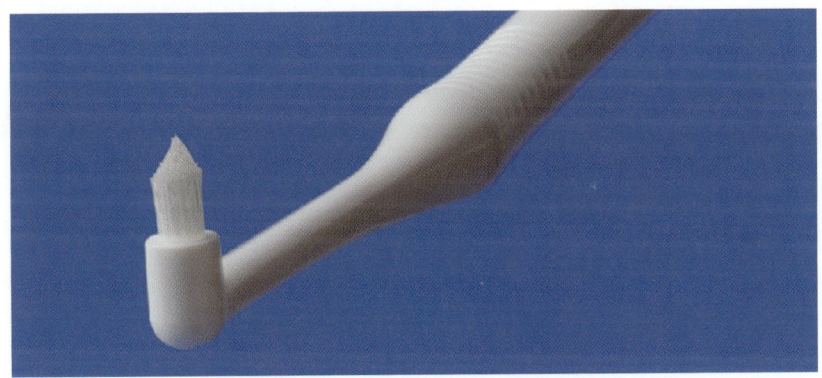

임플란트 치료 후의 치아 사이 관리
일반적인 칫솔만 쓰는 것이 아니라 치아 사이에 쓰는
작은 칫솔을 병행하는 것이 좋습니다.

••• 임플란트 시술 후 잇몸 관리 •••

임플란트 후에도 일반적인 치주질환 예방을 위한 통상적인 칫솔질 법으로 잇몸 관리가 가능하지만, 치주 조직과 치아 표면에 대한 청결 효과를 높이기 위해서는 바스법(잇몸 마사지) 후 회전운동을 가미한 변형 바스법이 많이 사용됩니다.

임플란트 주변 부위에는 치간 브러시를 사용하면 치아 사이 치면세균막(플라크)을 효과적으로 제거할 수 있습니다. 치간 칫솔은 처음에는 낯설지만 한번 사용해본 사람은 중독성을 보일 정도로 치석을 효과적으로 제거해줍니다.

치간 칫솔을 사용하는 방법은 간단합니다. 치간 칫솔을 치아 사이에 끼우고 앞뒤로 왔다갔다 해주기만 하면 됩니다.

- 임플란트가 2개 이상 연결된 경우 반드시 치간 칫솔을 사용해야 합니다.
    - 치아 사이를 치간 칫솔을 이용해 칫솔질을 합니다.
- 1년에 한 번은 임플란트 주위에 스케일링을 해야 합니다.
- 임플란트 틀니를 한 경우 잠들기 전 틀니를 빼서 물에 담가 놓아야 합니다.
- 음식물이 낀 경우 치실을 사용합니다.
    (임플란트 보철 완성 후 바로 전방의 자연치아가 전방이동해서 틈이 생기는 경우 음식물이 상대적으로 많이 낄 수 있습니다.)

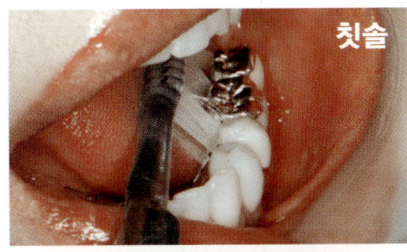 칫솔
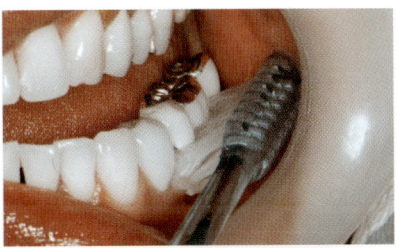 칫솔
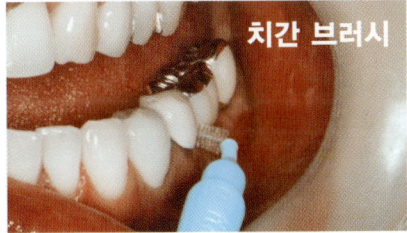 치간 브러시
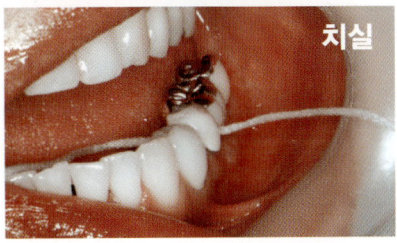 치실

임플란트 시술 후 '구강 관리'가 중요합니다!

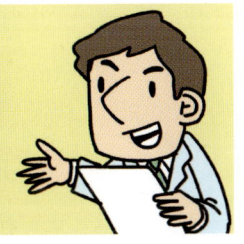

해당 QR코드를 사용 중인 휴대폰 카메라로 스캔해 보세요!

-

장혁진 원장님의 설명을
동영상으로 확인하실 수 있습니다.

3 임플란트! 이런 병원, 이런 의사에게 하라!

관리법도 배웠겠다, 원장님 덕분에 한시름 놨습니다. 저야 운 좋게 원장님 만나서 치료를 잘 받았는데, 주변에서 많이들 물어보시더라구요. 임플란트를 하는 치과가 수두룩한데 대체 어느 치과에 가야 하느냐구요. 저 역시 여기 오기 전에 고민했던 부분이구요. 임플란트를 할 때 어떤 병원을 선택해야 하는 거죠?

네, 임플란트를 결심하고도 어느 병원을 찾아가야 할지 막막한 분들 많으실 겁니다. 많은 비용과 시간을 들여서 하는 치료인 만큼 정말 제대로 된 병원과 의사를 선택하는 게 중요하니까요.
최첨단 장비, 최고의 기술을 가진 병원보다 더 중요한 것은 '나를 소중하게 생각해주는 병원'입니다.
아무리 최첨단 장비를 갖추고 우수한 기술을 가진 병원이라고 하더라도 가장 중요한 '나'를 무심히 대한다면 아무런 의미가 없겠죠?

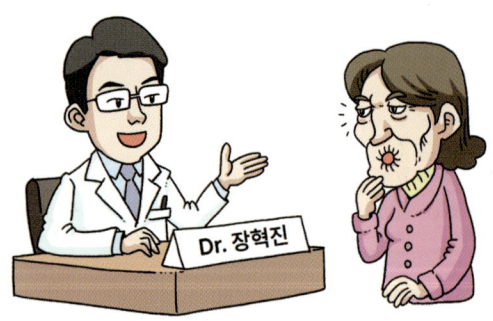

〈 임플란트 병원, 신중하게 선택하세요! 〉

••• 좋은 치과 선택하기 •••

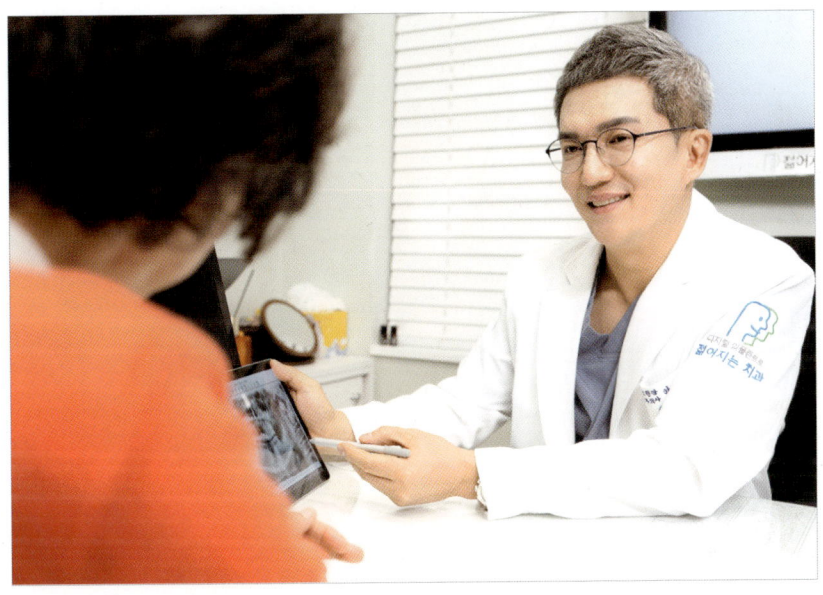

어느 날 50대 후반의 한 여성이 병원에 찾아오셨습니다. 제약회사를 운영하는 회장님이라고 밝힌 이 여성 분은 고상한 분위기를 풍겼습니다. 온 몸을 명품으로 치장한 차림새도 눈에 띄었습니다. 그런데 이분의 치아를 보는 순간, 놀라지 않을 수 없었습니다. 치아 상태가 너무 좋지 않으셨기 때문입니다.

어릴 적 이후 치과에 한 번도 찾지 않은 것이 그 원인이었지요. 왜 이 상태가 되도록 치과에 가지 않은 것일까요?

이야기를 들어보니 어릴 적 치과에 갔다가 느낀 기억, 즉 트라우마(정신적인 충격) 때문이었습니다. 불친절한 의사와 소독약 냄새, 그리고 치료하면서 아팠던 기억, 이 모든 것이 합쳐져서 치과에 가는 것을 두려워하게 된 것이지요.

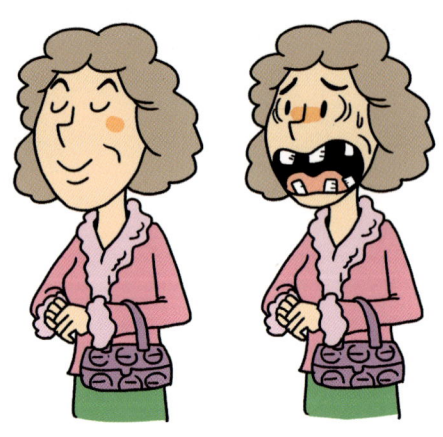

▲ 치과공포증으로 인한 치료 방치 후 외모 변화

따뜻한 의사가 좋은 의사

치과를 선택할 때 진료하는 의사에 대한 느낌과 신뢰가 중요합니다. 하지만 이런 느낌은 남에게서 전해 들은 근거보다는 개인적인 판단이 중요하죠. 아무리 실력이 출중하다고 해도 그에 대한 내 믿음이 없다면 치료의 예후 또한 좋지 않기 때문입니다.

우리가 원하는 이상적인 의사는 무엇보다 열린 마음을 가지고 환자의 말을 귀담아듣는 의사입니다.

임플란트 시술 시, 어떤 의사가 좋은 의사?

임플란트는 많은 비용과 시간, 그리고 정밀한 기술이 필요한 치료입니다. 따라서 나에게 알맞은 좋은 병원과 좋은 의사를 만나는 게 가장 중요하겠습니다. 그렇다면 임플란트를 할 때 어떤 병원과 의사를 선택하는 게 좋을까요?

1. 환자의 치아를 자신의 치아같이 소중하게 생각하는 의사
2. 많은 임플란트 시술 경험이 있는 의사
3. 항상 새로운 장비와 새로운 기술을 접하고 도입하는 의사
4. 항상 환자의 입장에서 진료하고 배려하는 의사
5. 임플란트뿐 아니라 우리 몸 전체의 전신질환의 특성을 잘 파악하는 의사
6. 환자와 항상 많은 대화를 나누는 의사
7. 환자의 시간을 소중하게 생각하는 의사

••• 어떤 임플란트 치과가 좋은가요? Yes or No •••

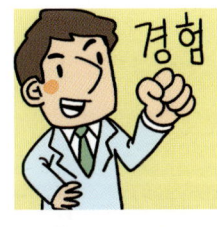

1. 많은 시술 경험이 있는가?

임플란트는 다른 수술과 마찬가지로 의사의 수술 경험이 중요합니다. 많은 임플란트 수술 경험을 가지고 있는 의사에게 수술받으시는 것이 안전합니다.

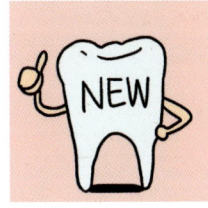

2. 최신의 임플란트 시술법을 도입하는가?

과학 기술의 발전과 함께 임플란트 기술도 눈부시게 발전하고 있어 어제의 임플란트 기술이 오늘은 더 이상 시술하지 않는 방법일 수도 있습니다. 최신의 임플란트 기술을 빠르게 도입하여 시술하는 치과에서 치료받으시는 것이 좋습니다.

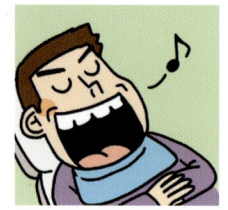

3. 아프지 않게 치료하는가?

수술을 잘 받으시는 것만큼 중요한 것이 아프지 않고 편안하게 치료받는 것입니다. 통증에 대한 두려움으로 인해 임플란트를 미루시는 경우가 많기 때문입니다. 단순히 아프지 않은 치과가 아니라 통증에 대한 두려움까지도 없앨 수 있는 치과를 선택하시는 것이 좋습니다.

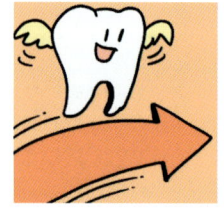

4. 빠르게 치료하는가?

임플란트의 치료 기간 역시 중요합니다. 최신 기술 도입과 많은 임상 경험을 토대로 하여, 안전한 범위 내에서 최소의 내원 횟수와 치료 기간으로 치료하는 병원이 좋습니다.

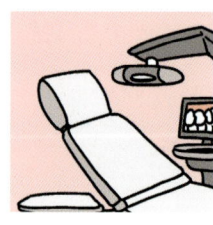

5. 최첨단 수술 장비를 갖추고 있는가?

의사의 수술 실력만큼이나 중요한 것이 바로 최첨단의 수술 장비입니다. 최첨단의 수술 장비를 사용하는 것은 아프지 않고 편안한 임플란트 치료를 받으시는 첫 걸음입니다.

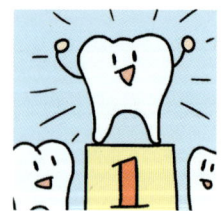

6. 우수한 임플란트를 사용하는가?

현재 우리나라에 도입되어 있는 임플란트 종류만 60여 종이 넘는 상황에서 우수한 임플란트를 사용하는 것만이 영구적인 임플란트 치아를 가지실 수 있는 방법 중 하나입니다.

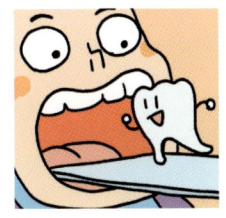

7. 우수한 수술 재료를 사용하는가?

임플란트뿐 아니라 수술 시에 쓰이는 인공뼈 등 여러 가지 수술 재료는 사람 몸속에 들어가는 것이기에 믿을 수 있는 재료를 사용하는 것이 필수적입니다.

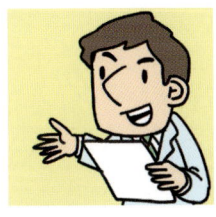

8. 철저한 사후 관리를 해주는가?

임플란트 치료 후에는 정기적인 관리가 필수적입니다. 철저한 관리 시스템에 의해 내가 신경 쓰지 않아도 임플란트 치아를 주기적으로 관리해주는 병원을 택하시는 것이 좋습니다.

많고도 많은 것이 병원입니다.
왜 '나'에게 무관심한 병원을 다니시나요?
좀 더 나를 아끼고 배려해주고 보듬어주는 병원을 찾으세요.

해당 QR코드를 사용 중인 휴대폰 카메라로 스캔해 보세요!

-

장혁진 원장님의 설명을 동영상으로 확인하실 수 있습니다.

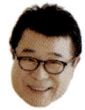 최신 기술로 시술하느냐도 좋은 치과를 찾는 한 방법인 거죠?

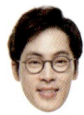 그렇죠. 우리 몸속에 들어가는 치과 재료나 장비를 가장 우수한 것으로 사용하고 있는지도 꼼꼼히 챙겨보실 필요가 있죠.

그리고 또 한 가지, 좋은 치과 고르는 것 못지않게 환자분들도 기억하실 게 있습니다. 아무리 좋은 병원과 좋은 의사를 만난다 하더라도 환자들이 이를 얼마나 현명하게 활용하느냐에 따라 만족도가 달라진다는 것입니다.

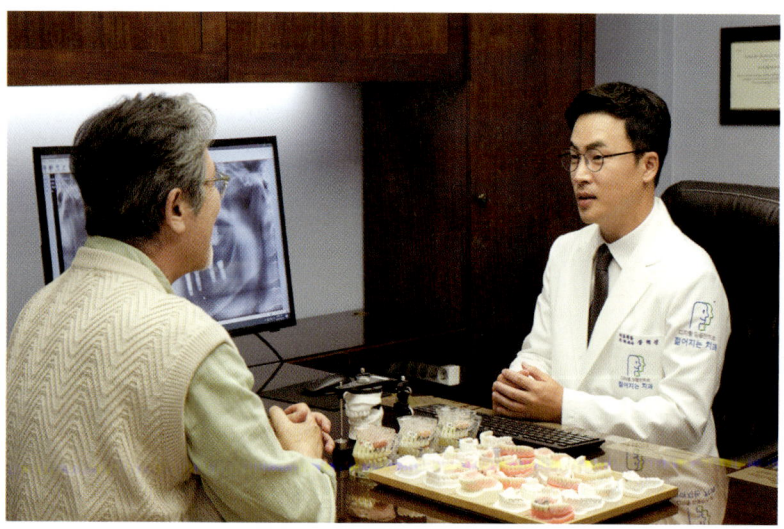

'대통령 주치의'란 말이 있지요?

주치의는 흔히 소수계층의 전유물로 여겨져왔습니다. 이들이 주치의를 두는 것은 옆에서 항상 지켜보며 자기의 건강 상태를 훤히 아는 의사로부터 그때그때 상황에 맞는 신속한 치료와 예방을 원하기 때문입니다.

우리도 주치의를 가질 수 있는 방법이 있습니다. 바로 단골병원을 만드는 것입니다. 아플 때마다 쇼핑하듯 이 병원 저 병원을 찾아다니며 난생처음 보는 의사 앞에서 또다시 내 병을 보이기보다는, 나를 계속적으로 지켜봐왔던 단골병원이 최상의 진료를 받을 수 있는 최적의 장소일 것입니다.

치과도 마찬가지로 단골병원을 만드시기 바랍니다. 지속적이고 포괄적인 의료란 환자와 의사가 장기적인 관계를 약속하고 의사가 환자의 건강상의 문제에 대해 주치의로서 지속적인 책임을 갖는다는 것을 의미합니다.

더욱이 오래된 진료 기록은 환자를 이해하는 데 좋은 정보와 자료가 될 수 있는 만큼 웬만한 질병은 환자가 말하지 않아도 의사가 알아서 치료할 수 있게 됩니다. 평생을 동고동락한 가족들이 누구보다 나를 잘 이해하듯 나에 대한 정보가 전혀 없는 대학병원의 유명한 의사보다는 모든 정보를 다 가진 오래된 단골의사, 단골병원이야말로 내 건강을 책임질 수 있는 명의인 것입니다.

••• 치과 치료를 현명하게 잘 받는 방법은? •••

1. 의사를 택하기 전 믿을 수 있는 병원에 대한 정보를 꼼꼼하게 수집하라!
2. 친한 치과의사를 만들어라!
   - 치과 주치의를 두고, 일단 믿은 의사는 끝까지 믿어라!
3. 진료를 잘 받으려면 먼저 목적을 말하라!
   - 진료의 목적을 명확하게 전달한다.
   - 자신의 생활 기반을 전한다.
4. 본인의 치료에 대한 의견을 솔직하게 이야기하라!
5. 치과의사의 어드바이스를 들어라!

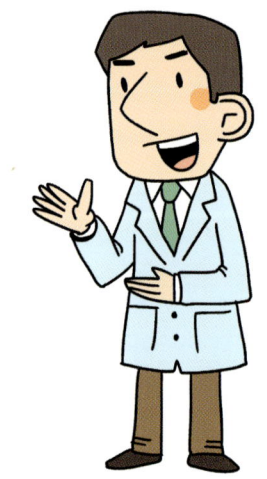

••• 장혁진 원장의 advice & 젊어지는 12가지 비법

요즘 사람들의 가장 뜨거운 관심거리, 바로 동안과 젊음이죠?

젊음을 유지하고자 하는 바람은 남녀노소를 불문하고 누구나 똑같은 것 같습니다. 그런데 생활 속 작은 실천으로 젊어질 수 있는 방법이 알려지고 있는데요, 젊음을 유지할 수 있는 비법 중의 하나가 바로 치아 관리를 잘하는 것입니다.

■ 젊어지는 12가지 비법 ■

1. 하루에 한 번 비타민을 섭취하세요. 6년은 더 젊어질 수 있어요.
2. 담배를 끊는 습관을 길들이세요. 8년은 더 젊게 살 수 있어요.
3. 혈압 관리를 시작하세요. 25년은 젊어질 수 있어요.
4. 치아 관리, 하루에 3번, 자기 전에는 꼭 칫솔질을 하세요. 6.2년은 젊어져요.
5. 일주일에 세 번, 30분씩 운동을 하세요. 하루 20분만 걸어도 5년, 유산소, 근육, 지구력 운동을 꾸준히 하면 9년이 젊어져요.
6. 안전벨트를 꼭 매세요. 3~4년은 삶을 연장시킬 수 있어요.
7. 많이 웃으시는 것은 스트레스 해소와 면역체계 강화에 도움을 줘 8년은 젊어지게 합니다.
8. 자신의 건강 상태를 항상 점검해 보세요. 만성질환을 잘 관리하고, 치료하면 12년이 젊어져요.
9. 진짜 나이 테스트를 받아보세요. 26년이 젊어져요.
10. 호르몬 대체요법을 받아보세요. 폐경기 여성들이 콩을 꾸준히 섭취하면 8년이 젊어져요.
11. 평생 공부하는 자세로 지내세요. 2.4년 젊어져요.
12. 일상생활에서 스트레스를 줄이세요. 32년이 젊어집니다.

출처 - 마이클 로이젠 (미국 시카고 프리츠크 의대 교수)

- 책 속의 책 -

건강치아 BIBLE,
치아 관리 요령의 모든 것

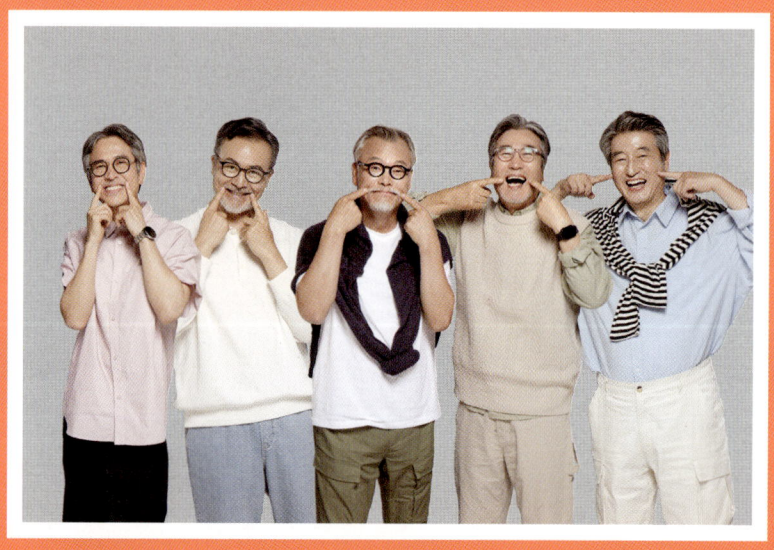

건강은 건강한 치아와 잇몸에서 시작된다.
-시오자와 유키토

01
치주질환이 있는 경우 치아 관리 요령

1. 뚜렷한 이상이 없어도 최소 3~6개월에 한 번은 정기적인 치과 검진과 더불어 스케일링을 반드시 해야 합니다.

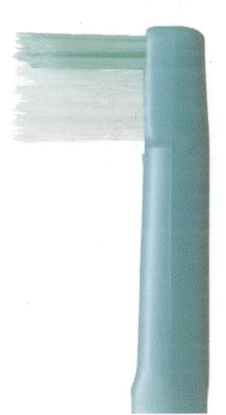
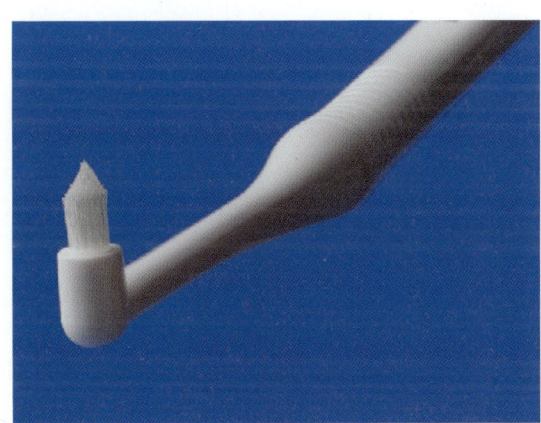

2. 부드러운 칫솔모를 선택하여 올바른 방법으로 칫솔질하는 습관을 가집니다.

올바른 칫솔질 방법은 가까운 정기 검진 시 스케일링과 함께 어느 치과에서든 충분한 시간을 두고 매우 자세히 알려주지요.
치간 칫솔이나, 치실 등을 적극 활용하여 칫솔만으로 잘 닦이지 않는 치아 사이의 플라크(치태)를 제거하도록 노력해야 하며, 양치질 시 혓속 끝까지 깨끗이 칫솔질해야 좋습니다.

3. 구강 건조증이 있으면 입이 자주 마르고, 이 때문에 충치 및 치주질환도 더 잘 생길 수 있어요.

이로 인해 입 냄새도 많이 유발되므로, 예방 차원에서 최대한 자주 물로 헹구어 주면 효과적입니다. 바쁜 생활에 양치질을 하지 못한 상황이 생길 수도 있는데, 이때도 자주 물로 헹구어 주면 구강 건강에 도움이 됩니다.

4. 시중에서 판매하는 잇몸약에 의존하지 말고, 치과의사의 처방을 통해 잇몸 관리를 하셔야 합니다.

잇몸약 복용으로 인해 오히려 적절한 치료 시기만 놓치고 잇몸병을 더 악화시키는 어이없는 경우가 잦기 때문이죠. 망가진 잇몸으로는 치아를 지탱할 수 없답니다.

5. 무엇보다 평소 혈당 관리에 만전을 기해야 합니다.

내과에서 혈당 관리를 잘 받고 있는 당뇨병 환자들은 치과질환이 발생한다 하더라도, 사랑니 발치부터 임플란트 수술에 이르기까지 대부분의 치과 치료를 무리 없이 받을 수 있습니다.

6. 스트레스를 줄이고 술과 담배는 반드시 끊도록 합니다.

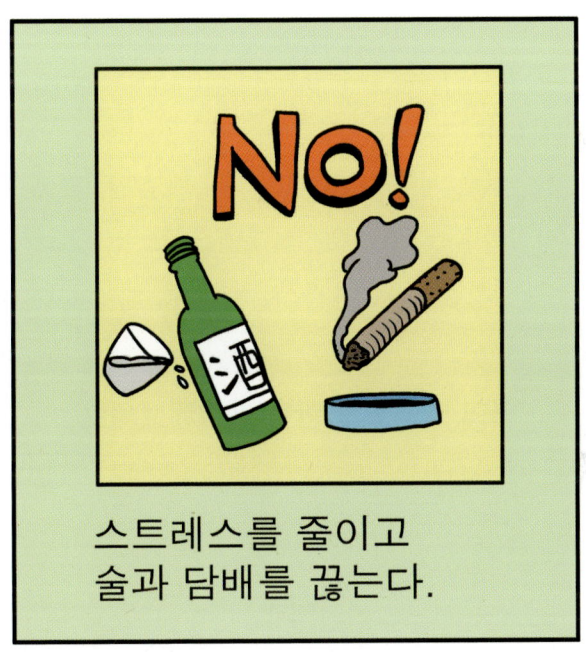

02
과연 어떤 칫솔과 치약을 사용해야 좋을까?

오복(五福) 중 하나인 소중한 치아를 건강하게 관리해주는 것이 바로 매일 하는 양치질입니다.

자기에게 맞는 칫솔, 치약 고르는 요령부터 매일 지키면 좋은 생활법까지 제대로 알아볼까요? 1분간의 양치질 습관, 매일 먹는 먹을거리, 잘못 알고 있는 치아 건강법, 모두 바로 잡으세요!

나의 양치질 습관을 체크해보세요!

1. 치약 고르기

치약은 이에 붙은 치구(치석)와 치면 세균막을 제거하고 착색을 닦아내며, 치아 표면에 광을 내주는 구실을 합니다. 치약을 고를 때 가장 고려해야 할 부분은 마모도입니다.

마모도란 치아 표면을 닦고 매끄럽게 다듬어주는 작용을 말하는데요. 마모도가 높을수록 치아 표면을 쉽게 깎아낼 수도 있습니다. 따라서 이가 시리고 아픈 경우에는 마모도가 낮은 치약을 선택하고, 반면 플라크나 치석이 잘 생기는 사람, 담배를 많이 피우는 사람, 이에 착색이 잘되는 사람은 마모도가 높은 치약을 고릅니다.

| 치아 상태에 따른 치약 고르기 |

우선 본인이 특수한 목적을 가지고 치약을 고르고 있는지 생각합니다. 만약 이가 시린 게 걱정되면 센소다인, 미백을 원한다면 미백치약을 각각 선택하시면 되는데요. 이런 특수한 경우를 제외한다면, 다음의 기준으로 치약을 고릅니다.

1) 불소는 반드시 들어 있어야 합니다.
2) 이가 시리다면 가급적 연마제가 적게 들어 있는 치약을 선택하고, 본인의 치아가 착색이 잘되는 경우 (흡연자나, 차를 많이 마시는 경우 혹은 큰 이유 없이 착색이 잘되는 경우) 라면 연마제 함량이 적은 것은 좋지 않습니다.
3) 치석이 잘 생기는 체질이라면, 피로인산이 들어 있는 치약을 선택합니다.
4) 위의 기준에 만족한다면, 나머지는 입맛에 맞는 걸로 고르시면 됩니다.

· 성장기 어린이

성장기 어린이는 불소가 함유되고, 마모도가 적은 치약을 택합니다. 또한, 치약에 거부감을 느끼는 아이들에게 치약의 친숙함을 느낄 수 있도록 맛과 향이 첨가된 치약으로 칫솔질에 대한 두려움을 조금씩 없애주는 시도가 필요하죠.

마모도가 강한 치약은 칼슘 함량이 많이 필요한 성장기 어린이의 치아를 손상시킬 수 있으므로 자제하는 것이 좋습니다.

불소 함유 치약은 만 3세 이상 어린이에게 사용 가능합니다.

· 구취가 심한 사람

입 냄새가 심하게 나는 사람들은 항균제(플라보노이드)가 포함되어 있는 구취 제거용 치약을 선택하세요. 구취는 상대방에게 불쾌감을 줄 수 있는데, 제대로 양치질을 하지 않아 치아나 잇몸 사이에 낀 음식물 찌꺼기가 방치되면 치아의 표면 및 혀에 세균덩어리(플라크)로 그대로 남아 악취를 발생시킵니다. 또한, 충치나 잇몸질환, 흡연, 술 등의 자극적인 음식이 원인이 되기도 하지요. 구취 예방을 위해서는 음식물 섭취 이후 구취 제거용 치약으로 바로 양치질을 해야 합니다.

· 충치가 잘 생기는 사람

충치가 잘 생기는 사람은 충치 유발을 억제하는 불소 함유 성분의 치약을 선택하세요. 충치의 원인은 포도당, 설탕, 쌀, 감자, 초콜릿 등의 당분을 섭취하고 양치질을 바로 안 할 경우 입안에서 세균에 의해 부패되어 산을 만들게 되는 것입니다. 이렇게 만들어진 산은 대부분 무기질로 이루어진 치아의 표면층을 녹여 치아를 부식시킵니다.

· **치아가 시린 사람**

　치아가 시린 사람은 마모도가 낮고 시린 이의 통증을 완화시키는 염화스트론튬, 수용성 규산염이 함유된 치약을 선택하세요. 치아가 시린 사람이 본인의 상태를 잘 모르고 마모도가 높은 치약을 사용할 경우 치아 상태를 더욱 악화시킬 수 있습니다.

　이를 예방하기 위해 마모도가 낮고, 시린 이를 방지하는 염화스트론튬 성분이 함유된 치약을 사용해야 합니다. 이 성분은 통증을 막아주고 이가 시린 증상을 예방·완화시켜주며, 수용성 규산염이 들어간 치약은 초기 플라크를 제거해 잇몸 염증을 예방해주지요.

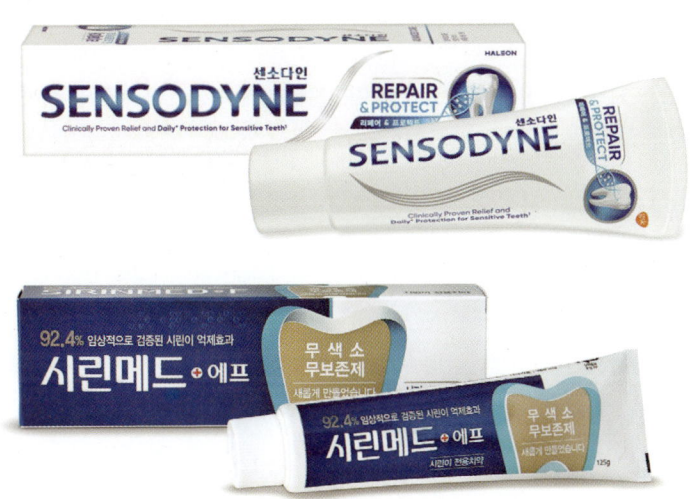

▲ 치아가 시린 분들을 위한 치약 '센소다인', '시린메드'

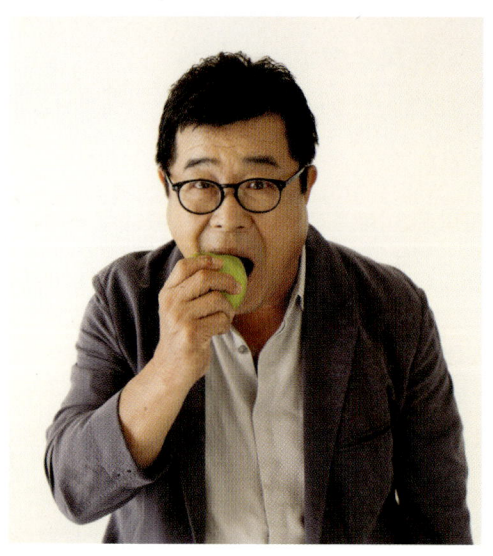

· 잇몸이 약한 사람

잇몸이 약해 자주 피가 나는 사람은 비타민 E, 초산, 토코페롤의 성분이 들어 있는 잇몸질환 예방 치약을 선택하세요.

· 치태, 치석 침착, 누런 이로 변색된 사람

치아의 마모도가 높고, 항치석 성분인 피로인산나트륨이 함유된 치약을 선택해야 합니다. 치석은 평소 양치 습관이 잘못되었거나 양치질을 잘하지 않았을 때 잘 생깁니다. 음식물 찌꺼기의 잔재가 이에 남아 세균막(플라크)이 생기고, 이것이 침 속의 칼슘이온 성분과 결합하여 딱딱하게 굳어 치아에 붙어 생기는 것입니다. 치석을 예방하기 위해서는 양치질을 자주, 꼼꼼하게 해주는 것이 필요하며, 담배나 커피 등 착색의 원인이 되는 음식물은 되도록 피하되 섭취하게 될 경우 양치질을 바로 하여 치아 변색을 막도록 합니다.

- 치주질환으로 이가 흔들리는 사람

치주질환을 예방하기 위해선 죽염 성분이 함유된 치약을 사용하는 것이 좋습니다. 죽염은 치주질환에 탁월한 성분으로 잇몸에 발생하는 만성 염증, 출혈 등의 염증성 질환을 예방해주고, 풍치 치료에도 효과가 좋습니다. 불소나 우루덱스 성분이 함께 추가되면 죽염의 효과를 상승시켜주기도 하지요. 잇몸의 탄력을 재생시켜주는 성분인 코엔자임 Q10이 함유된 제품도 치주질환 예방에 좋습니다.

| 치약 짜는 요령 |

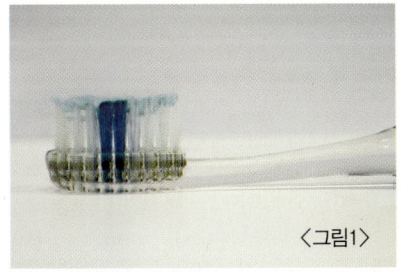

〈그림1〉
O

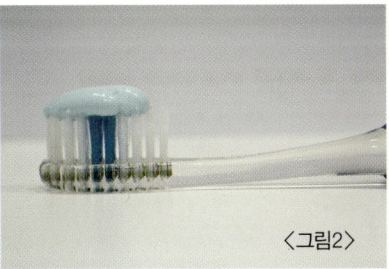

〈그림2〉
X

- 칫솔에 치약을 묻히는 양은 어린이와 어른이 다릅니다. 어린이는 칫솔의 반 정도(완두콩 크기), 어른은 칫솔의 2/3 정도 짜서 사용하는 것이 치아 건강에 좋은 적정량입니다.
- 치약을 짤 때는 칫솔에 스며들도록 눌러서 짜주세요.
- 치약을 물에 묻히지 않고 사용해야 합니다. 치약에 포함되어 있는 연마제를 빡빡한 상태에서 닦아야 치아 광택 효과를 볼 수 있기 때문인데요. 물을 묻힐 경우 치약이 희석되어 제대로 그 효과를 볼 수 없습니다.

2. 칫솔 고르기

칫솔은 칫솔모가 작고 부드러운 것이 좋으며, 자신의 치아 2개를 덮을 정도의 크기가 가장 좋습니다. 칫솔의 머리 부위가 작아야 맨 끝 어금니까지 제대로 닦을 수 있기 때문이죠.

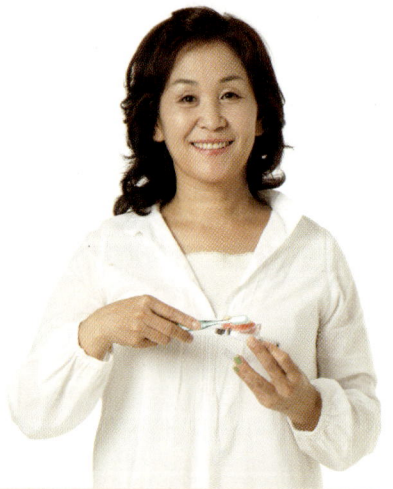

젊어지는치과 실제 임플란트
치료 환자 [박○○님]

또한, 시판 칫솔의 크기로 보면 성인의 경우
청소년용을 쓰는 것이 적당합니다.

손잡이는 곧고 잡기 편한 것으로 선택합니다. 칫솔모는 하나하나의 끝이 둥글게 처리된 것을 써야 치아가 상하는 것을 막을 수 있습니다. 잇몸이 건강한 사람은 탄력 있는 것으로, 잇몸이 약하거나 이가 시린 사람은 부드러운 것으로, 치석이 잘 생겨 잇몸질환이 있는 사람은 중간 이상 강도의 칫솔을 사용하는 것이 좋아요.

|치아 건강을 위한 나에게 맞는 칫솔 고르기|

칫솔 고르기 : 칫솔모는 앞니 2~3개 정도를 덮을 수 있는 크기가 적당합니다.

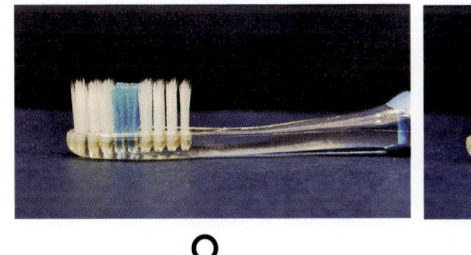
O

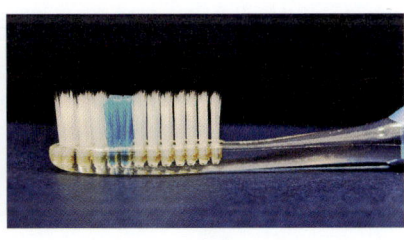
X

칫솔 교환 : 칫솔모가 벌어지지 않더라도 오래 사용하면 칫솔모가 약해져서 잘 닦아지지 않으므로 1개월에 한 번 정도 교환하는 것이 적당하며, 최소한 3개월에 한 번씩 새 칫솔을 교환하는 것이 좋습니다.

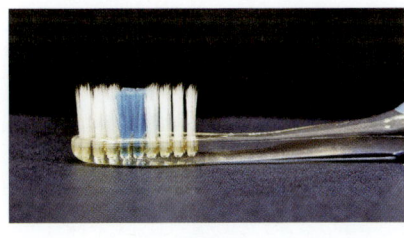
O

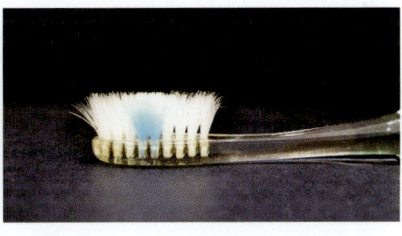
X

|칫솔 사용 기간|

칫솔의 사용 기간은 1개월 정도가 적당합니다. 이 기간이 지나면 탄력도가 떨어지고 칫솔의 솔 사이가 벌어져서 이를 깨끗하게 닦는 기능이 저하됩니다.

| 칫솔을 위생적으로 관리하는 법 |

보통 가정에서는 화장실 세면대 옆에 꽂아놓지만 화장실은 습도가 높고 통풍이 되지 않아 눈에 보이지 않는 세균에 오염될 가능성이 매우 높죠. 그래서 가끔 칫솔 통 바닥을 들여다보면 물때는 물론, 심하면 검은 때가 끼어 있는 경우가 많습니다. 이때 가족 칫솔을 여러 개 같이 두면 칫솔 간에 교차 오염이 생길 수 있어요.

직장에서 사무실 책상 위에 필기구와 함께 칫솔을 꽂아 보관하는 것도 비위생적입니다. 책상 주위도 알고 보면 화장실보다 세균이 많이 서식하고 있습니다. 세균 수를 살펴보면, 정상 수치가 30이라고 할 때, 사무실 책상 위에서 필기도구와 함께 연필꽂이에 칫솔을 꽂아놓은 경우가 1,141, 다른 칫솔과 함께 칫솔 통에 꽂아 욕실에 보관한 경우에는 2,352, 비닐에 싸여 있는 칫솔의 위생 수치는 무려 4,213에 달한다고 하죠.

| 칫솔을 청결하게 유지하는 방법은 의외로 간단합니다. |

건조와 살균, 즉 잘 말리고 자주 소독해주시면 됩니다. 가장 먼저 칫솔들을 따로따로 떼어 놓도록 합니다. 칫솔 하나하나를 따로 보관하는 것이 최선이지만 그것이 힘들다면 칫솔모가 서로 맞닿지 않게 칸이 나눠진 칫솔꽂이를 사용하는 것이 좋습니다. 또한, 칫솔꽂이 바닥에 물이 고이지 않도록 유의하고 일주일에 한 번 정도 소독하는 것을 잊지 말아야 합니다.

칫솔꽂이 장소는 햇빛이 잘 들고 통풍이 잘되는 창가 쪽이 좋습니다. 자외선 소독과 함께 건조가 되기 때문이지요. 칫솔을 감싸는 플라스틱 캡이나 비닐 케이스는 비위생적입니다. 축축한 칫솔을 공기가 통하지 않게 보관하는 것은 세균의 온상을 만들어주는 것이나 다름없습니다.

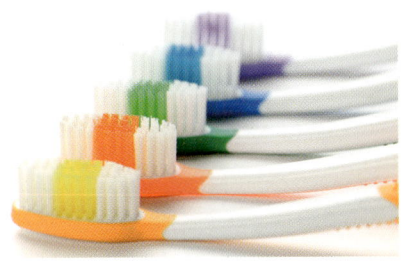

칫솔 소독은 사용 전에 구강청정제나 생리식염수로 살짝 씻어주면 아쉬운 대로 효과를 볼 수 있으며, 양치질 후에는 정수기 온수나 끓인 물로 칫솔을 가볍게 헹궈주는 것도 좋습니다.

| 올바른 칫솔질 방법의 원리 |

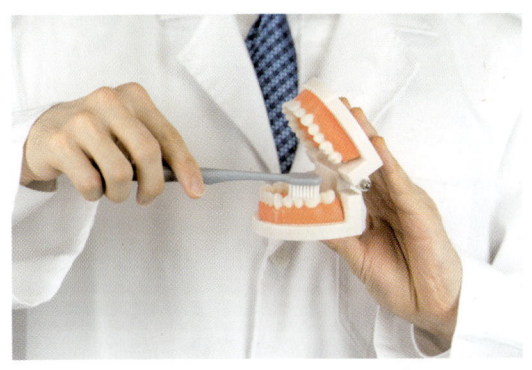

칫솔질을 하는 구체적이고 궁극적인 목적은 구강 내에서 플라크, 즉 치태를 제거하는 것이지요. 칫솔질할 때는 반드시 어떻게 하면 좀 더 효과적으로 치아 표면의 플라크가 잘 제거될지 항상 머릿속으로 생각하면서 해야 합니다.

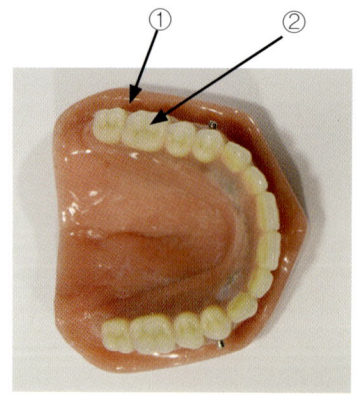 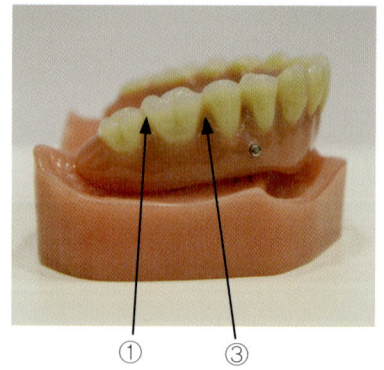

어금니 쪽 ①은 치아와 치아 사이 공간으로 음식물이 잘 끼기 때문에 충치가 매우 잘 생기는 부위입니다. ②는 음식물을 실제로 씹는 부위이기도 해, 치아 표면 자체에 홈이 많아 플라크가 잘 껴서 충치가 잘 생기는 부위입니다.

③공간은 치아와 잇몸 사이로 미세한 틈과 공간이 있어서, 이곳 역시 플라크가 잘 껴서 잇몸병을 잘 유발시키는 부위입니다.

치과의사인 제가 특히 강조하고 싶은 부위는 ①과 ③으로 이 부위의 플라크를 제거하는 것이 잇몸 건강을 위해서 매우 중요합니다.

따라서 ①번 공간인 치아와 치아 사이 공간의 플라크, 그리고 ③번 공간인 치아와 잇몸 사이 공간의 플라크를 얼마나 효과적으로 제거하는지가 잇몸 건강을 위한 올바른 칫솔질의 가장 큰 관심사이자 주된 목표인 것이죠.

많은 분들이 무심코 쉽게 칫솔질을 하게 되면 어금니 쪽 공간인 치아와 치아 사이의 공간 부위가 잘 안 닦이게 될 수밖에 없습니다.

치아 관리 요령의 모든 것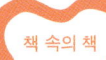

그 이유는 칫솔모가 치아와 치아 사이 공간에 들어가지 못하고 고무 튀기듯 치아 표면에 튕기게 되기 때문입니다.

즉, 어금니 부분 공간에는 이물질이 매우 잘 낄 수 있으니 칫솔질에 유의해야 합니다. 이때는 회전법 칫솔질로 해주는 것이 좋습니다.

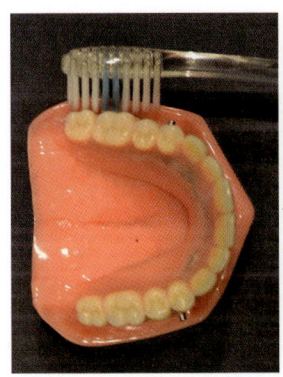 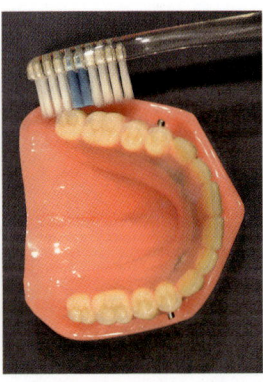 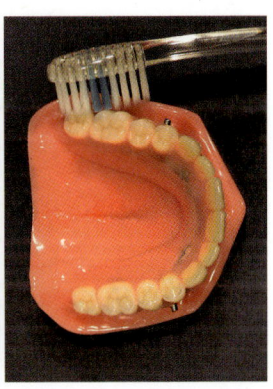

▲ 회전법으로 닦는 모습

손목의 스냅을 이용해서 칫솔을 회전시켜 치아와 치아 사이로 칫솔모를 삽입한 후 좌우로 닦아주면서 다시 위로 올립니다. 그러면 치아와 치아 사이 공간으로 칫솔이 잘 들어가서 닦이게 됩니다.

이렇게 손목으로 칫솔모에 회전을 주어 삽입하면 빳빳하던 칫솔모가 통통 튕기지 않고, 치아와 치아 사이 공간으로 잘 들어가는 것을 확인할 수 있습니다.

이런 식의 방법으로 칫솔질하면 생각보다 손목을 많이 사용해야 합니다. (위의 사진처럼 칫솔을 아래에서 위로 쓸어내리듯 올려주어 칫솔모를 회전시켜 닦아주게 되면 음식 찌꺼기 부분이 빠지게 됩니다.)

ㅣ윗니의 경우, 칫솔을 위에서 아래로 쓸어내려 줍니다.ㅣ

또한, 치아 표면을 잘 닦기 위해서는 변형된 바스법을 사용하도록 합니다. 변형된 바스법은 칫솔모를 치아와 잇몸 경계 부위에 위치하여 약간의 진동을 주면서 회전법으로 닦아주는 방법을 말합니다. 위 방법은 특히 잇몸 관리에 탁월한 칫솔질 법으로 알려져 있지요.

한 부위당 이런 방법으로 5~7회 정도 반복하면서 칫솔질하면 걸리는 시간이 처음에는 약 10분 정도로 꽤 많은 시간이 걸립니다. 하루에 몇 번을 칫솔질하는 것보다 하루 단 한 차례를 칫솔질하더라도 이런 식으로 꼼꼼하게 제대로 잘하는 것이 몇 배나 더 중요합니다.

치아와 치아 사이 공간은 치실이나 치간 칫솔을 사용하여 닦아준다면 더욱 완벽한 칫솔질이 될 것입니다.

치아 관리 요령의 모든 것 책 속의 책

03
장혁진 원장이 추천하는 구강건강 관리용품, 칫솔질 방법

"임플란트 치료를 받으시는 많은 분들이 문의하시는 것이 어떤 제품을 사용하는 것이 좋은가입니다. 많은 구강관리용품들 중에 꼭 집어서 추천을 해달라고 하시는 분들이 많이 계시지요. 잇몸이 좋지 않으시거나 임플란트 치료를 받으신 분들께는 다음과 같은 제품을 권해드리고 싶습니다."

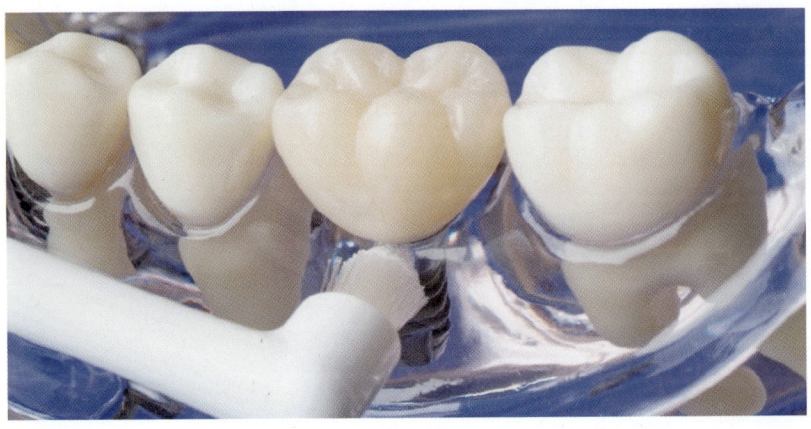

1. 어떤 칫솔 제품이 좋은가요?

일단 미세모라고 해서 칫솔모가 부드러운 제품을 권해드리고 싶습니다. 미세모 중에는 CJ lion(씨제이 라이온)이 제가 써본 제품들 가운데 치아의 마모도를 줄이고 잇몸 상처도 주지 않으면서 치주를 건강하게 관리할 수 있는 가장 좋은 제품으로 생각되는데요.

실제로 칫솔모가 부드러운 것을 쓰지 않으면 다음과 같은 단점이 있습니다.

*치아가 쉽게 마모되어 치아가 시리다.
*칫솔모가 단단하면 쉽게 구부러지지 않아 치주 구석구석을 닦을 수 없다.
*단단한 칫솔모가 잇몸에 상처를 줄 수 있다.
  (부드러운 미세모는 쉽게 구부러져서 임플란트 주변이나 치아 주변을 구석구석 닦을 수 있습니다.)

이 밖에도 이 회사에서는 치아나 임플란트의 특성에 맞는 다양한 제품들이 나와 있어 개개인에 맞는 칫솔을 선택할 수 있지요.

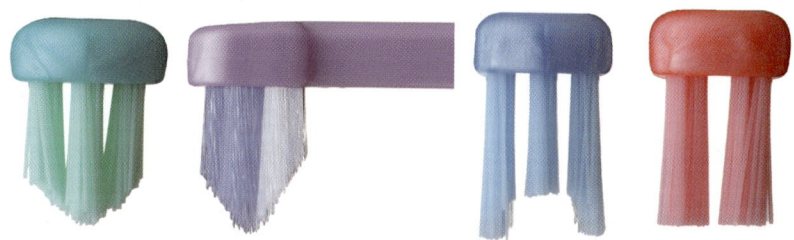

▲ 치아의 부위나 형태에 따른 다양한 칫솔모가 나와 있어 개개인에 맞춤형으로 선택 가능.

치주염이나 임플란트를 하신 분이면 보철 사이 구멍 난 부분에 브러시가 깊숙이 들어가면서 집중적 관리를 할 수 있습니다. 치아와 잇몸 전체에 칫솔질을 하시고 치간 칫솔 또는 임플란트 전용 브러시를 쓰시면 미세모이기 때문에 안 보이는 곳까지 치태를 없앨 수 있는 것이죠.

2. 일반칫솔과 전동칫솔, 어떤 게 좋은가요?

전동칫솔 업계에 따르면 국내 전동칫솔 사용자 수는 현재 전체 칫솔 사용 인구의 약 8%에 이르러 향후 2~3년 내에는 10% 선에 도달할 것으로 전망됩니다. 전동칫솔 사용자의 증가는 전 세계적인 트렌드죠.

특히, 유럽의 경우 전동칫솔 사용률은 14%가 넘는 것으로 나타날 정도로 많은 분들이 사용하고 있습니다.

그렇다면 일반적으로 생각하는 것처럼 전동칫솔이 일반칫솔보다 더 잘 닦일까요? 결론적으로 말씀드리면, 일반칫솔을 사용하든 전동칫솔을 사용하든 제대로 정확히 닦는 게 중요하지 별 차이가 없다는 것입니다. 예를 들어, 잘못된 방법으로 전동칫솔을 사용하면 치아가 마모될 수도 있고, 잇몸도 상할 수 있지요. 또한, 일반칫솔을 이용하여 잘못된 칫솔질 방법으로 닦아도 같은 결과가 나올 수 있습니다. 아무래도 전동칫솔은 칫솔머리 부분이 작아 입 안쪽 어금니 끝까지 쉽게 도달할 수 있어 그 부분을 닦기에는 유리합니다.

두 가지 모두 장단점이 있기 때문에 선택이 쉽지 않습니다. 사실 전동칫솔이 나오게 된 것은 몸이 부자유스러운 분들과 이를 잘 닦지 못하는 소아들을 위해서입니다.

이 때문에 일반적인 경우에는 자신의 손에 칫솔을 쥐고 구석구석 닦는 것이 가장 치아를 잘 닦을 수 있는 방법인데요.

전동칫솔이 아무리 좋다고 해도 자신의 손을 이용해서 정성스럽게 닦는 것을 대신할 수 없기 때문입니다. 그래서 전동칫솔을 이용하다 보면 잘 닦이지 않는 곳이 생기게 되어 그곳부터 잇몸질환이 발생할 수도 있습니다. 또는 그런 곳을 잘 닦으려고 전동칫솔을 무리하게 사용하면서 잇몸에 상처를 주기도 합니다.

전동칫솔 자체가 잇몸에 악영향을 주는 것은 아니지만, 사용의 한계성 때문에 그럴 가능성이 생기는 것입니다. 그러나 평소 칫솔질에 약간 소홀한 분이라면 전동칫솔이 매우 도움이 됩니다.

더욱이 최근에 나온 고가 제품들의 경우에는 성능이 매우 좋아서 전동칫솔이 사람을 대신하지 못한다는 말이 틀린 말이 될 수 있을지도 모르겠습니다.

결론적으로, 일반칫솔이든 전동칫솔이든 어떤 것을 사용하든지 치과의사들이 권하는 3.3.3법을 철저히 지키는 것이 치아를 가장 효율적으로 닦는 방법이겠지요.

3. 칫솔만으로는 부족할 것 같은데요?

네, 맞습니다. 칫솔질을 아무리 꼼꼼히 한다고 하더라도 우리 입안을 완전히 깨끗이 하는 데는 좀 부족한 감이 있습니다. 이럴 때 제가 권해드리는 것은 바로 '구강세정기'와 '치실'입니다.

실제로 올바른 칫솔질 후에 구강세정기와 치실만 잘 사용하시면 거의 치주질환에 걸리지 않을 뿐 아니라 임플란트를 하시게 되는 일도 거의 없다고 자신 있게 말씀드릴 수 있습니다.

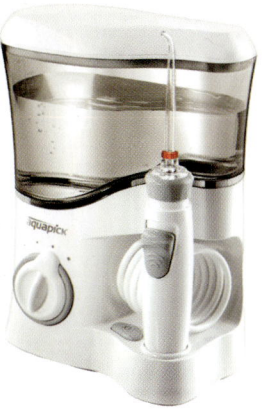

구강세정기
구강세정기는 강력한 수압을 이용하여 칫솔질로는 제거되지 않는 음식물 잔사들을 제거하는 구강위생관리 보조기구입니다.

**해당 QR코드를 사용 중인
휴대폰 카메라로 스캔해 보세요!**
-
장혁진 원장님의 설명을
동영상으로 확인하실 수 있습니다.

실제로 치과의사인 제가 보기에도 칫솔질만큼이나 구강 관리에서 상당한 효과가 있으며 저희 병원에 내원하시는 분 중 치주질환이 있으시거나 임플란트 치료를 받으신 분들께 많이 권하고 있는 제품입니다.

잇몸이 안 좋거나 잇몸 관리가 필요한 분들은 칫솔질할 때 구강세정기로 잇몸을 마사지해서 치아와 잇몸 사이 틈의 플라크를 제거하는 한편, 잇몸 마사지의 효과를 주는 것이 매우 중요합니다.

실제로 칫솔질을 하고 난 후 치실과 구강세정기를 꼼꼼히 해주시면 거의 치주질환에 걸리지 않을 뿐 아니라 잇몸의 통증이라든가 부기, 출혈 등이 거의 없어지는 탁월한 효과를 볼 수 있습니다.

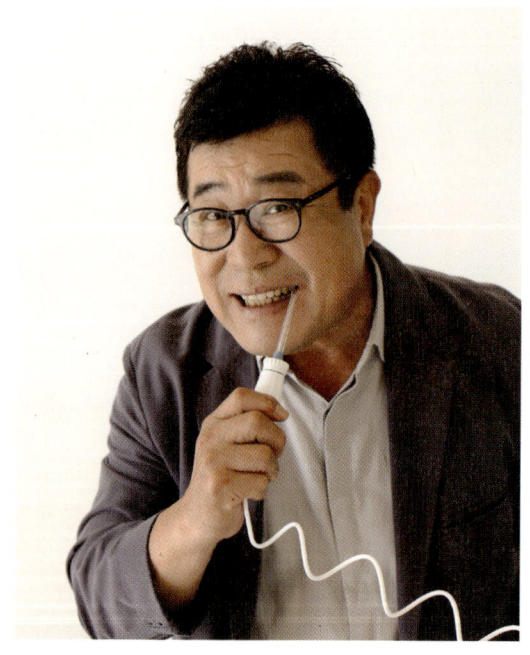

"구강세정기와 같은 구강관리용품은 다음과 같은 경우에 유용하게 사용할 수 있습니다."
(다음 페이지 참조)

이런 분들께 권합니다

| 입 냄새가 나시는 분 | 세심한 구강 관리가 필요한 어린이 및 임산부 | 고혈당으로 치아 관리가 힘든 분 |

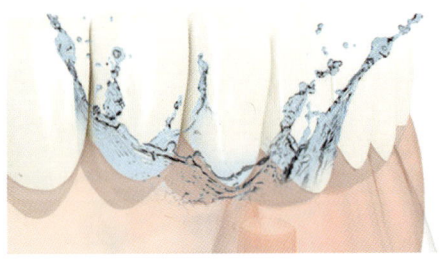

· **구강세정기는 음식물 찌꺼기 제거에 용이합니다.**

약 1,400회/분의 두드리는 듯한 단속분사로써 브러시로는 닿기 어려운 치아 사이사이의 이물을 강력하게 씻어냅니다.

· **구강세정기로 분좋은 잇몸 케어를 하실 수 있습니다.**

강력한 수류와 물방울로 잇몸을 부드럽게 마사지, 잇몸을 건강하게 유지합니다.

· **교정 치료, 임플란트 등 각종 구강관련 치료 및 수술 후 잇몸 관리에 도움!**

장기간 교정 치료를 하게 되면 칫솔이 닿지 않는 부위에 치석이 생기고 잇몸이 약해집니다. 잇몸이 약해져서 잇몸에서 피가 나는 경우도 있습니다. 또한, 임플란트 및 각종 구강 관련 수술을 하신 분들에게는 위생적이고 완벽한 구강 관리가 필수입니다.

구강세정기는 구석구석 음식물을 제거하여 당신의 잇몸 및 치아건강을 지켜 드립니다. 치열이 고르지 못한 분들에게도 도움이 됩니다.

· 고혈당으로 면역력이 떨어지고 입안 세균이 많아져 냄새가 나고 잇몸이 약해진 분께 좋습니다.

혈당이 높으면 입안이 끈적거리고 구강 관리가 어려워집니다. 이때 입안을 더욱 청결하게 관리해야 하는데, 양치만으로는 어려우셨죠?

구강세정기는 박테리아의 주 원인인 음식물 찌꺼기를 깨끗하게 제거해주기 때문에, 고혈당인 분들의 잇몸 관리에 도움을 드립니다. 이 밖에도 여러 가지 이유로 잇몸이 약해진 분과 치실질이 잦아진 분들의 잇몸 관리도 좋습니다.

물줄기 구강세정기와 치은 마사지 기능

고압의 계속적인 물 사출이나 간헐적인 물 사출로 치간 사이의 음식물 찌꺼기나 치면 세균막을 씻어내도록 고안된 기구입니다. 정기적인 칫솔질 사이에 사용하거나 임플란트를 장착한 경우에 사용하면 치아를 청결히 유지하는 데 도움을 줍니다. 치은에 넓게 산재된 치주염이 있는 경우나 치주 수술을 받은 환자가 사용하기에 좋습니다.

· 치실 : 아마도 치실을 사용해보신 분들은 많이 계시겠지만, 다음과 같은 이유로 잘 사용하지 않으시리라 생각됩니다.

① 치실을 쓰기가 너무 어렵다.
② 치실을 계속 쓰면 치아 사이가 벌어질 것 같아 걱정된다.
③ 치실을 쓰다 보면 잇몸이 아프고 피가 나서 무섭다.

하지만 치실만큼 칫솔질로는 제거되지 않는 음식물 찌꺼기를 잘 제거할 수 있는 방법도 없어요. 실제로 칫솔질을 아무리 깨끗하게 했다고 하더라도 치실을 써서 치아 사이를 청소해보면 음식물 찌꺼기와 지저분한 플라크들이 많이 나오는 것을 볼 수 있는데요. 저희 병원에 오시는 많은 치주질환 환자분들이 하시는 말씀은 대부분 비슷합니다.

"나는 이를 정말 잘 닦는데 왜 이렇게 붓고 아픈지 모르겠다."

하지만 실제로는 아무리 칫솔질을 열심히 해도 치아 사이의 음식물 찌꺼기는 칫솔질만으로는 제거되지 않기 때문입니다. 이로 인해 치아 사이의 음식물이 부패하면서 잇몸뼈를 녹이기 때문에 잇몸이 붓고 피가 나며 치아가 흔들거리는 일이 생기게 되는 것이지요.

치실 사용법

다음과 같은 방법으로 치실을 사용하면 생각보다 쉽게 치실을 사용할 수 있습니다.

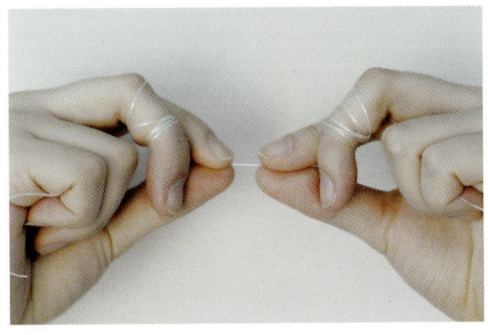

1. 치실을 40~50cm 끊은 뒤 중지로 감아줍니다.

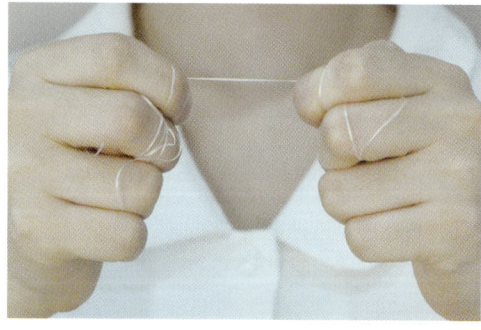

2. 엄지와 검지를 이용하여 치실을 2~3cm로 짧게 잡습니다.

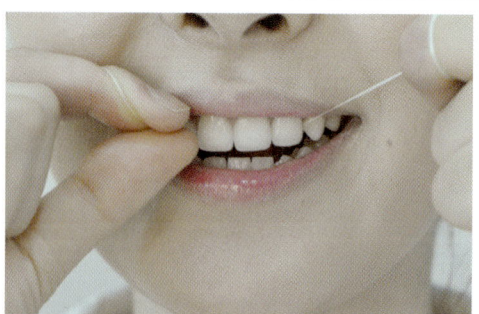

3. 치아 사이에 치실을 밀어 넣을 때는 톱질하듯이 집어 넣은 후에 해당 치아를 C 자 모양으로 감싸듯이 둘러, 잇몸 속 깊숙이 넣어 준 뒤에 아래에서 위로 튕기듯이 닦아줍니다.

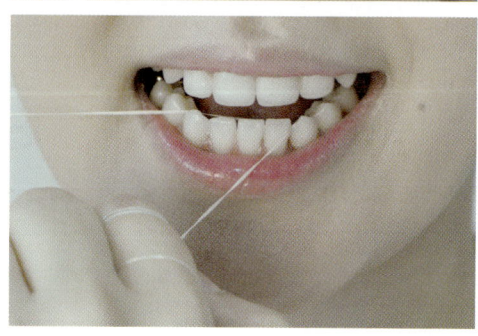

4. 이런 과정을 3~4회 반복하여 치간 사이에 있는 치면 세균막이나 음식물 찌꺼기를 제거해 주도록 합니다.

치과 임플란트 보험은 가입하는 것이 좋은가요?

치과 치료비를 보조해준다는 임플란트 보험, 과연 가입하는 것이 손해는 아닐까?

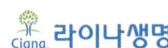 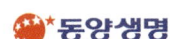 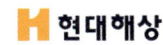 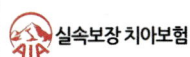
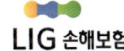 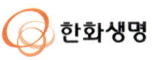

현재 우리나라에는 다양한 보험사에서 임플란트를 포함한 치과 관련 보험상품을 출시하고 있습니다. 아마도 치아가 좋지 않으신 분들은 이와 같은 보험에 한 번쯤은 관심을 가지셨으리라 생각됩니다.

임플란트를 시술하는 치과의사인 저 같은 경우도 이와 같은 보험이 출시된 후 관심을 많이 가지게 되었고, 이 보험이 가진 장단점을 다방면으로 검토해 보았는데요.

특히, 환자들의 입장에서는 목돈이 드는 치과 치료비 때문에 치아보험에 대한 관심이 높아질 수밖에 없습니다.

충치 치료를 해도 10~30만 원은 줘야 하고, 임플란트(뼈에 철 구조물을 박아 인공치아를 심는 것) 한 개당 100만 원을 훌쩍 넘기기에 경제적인 부담이 만만치 않은 것이 현실이지요.

최근 보험사들이 치과 치료에 부담을 느끼는 고객을 대상으로 치아보험을 속속 출시하고 있지만, 상품별로 보장 내용이나 특징이 다르기 때문에 자신의 현 상황을 잘 살펴보고 가입하는 것이 좋은 방법이겠지요.

· 즉, 결론부터 말씀드리면 환자들의 입장에서는 '치과 보험을 가입하시는 것이 좋다'라는 것입니다.

치과 치료, 특히 임플란트 치료는 전문적으로 시술하고 있는 치과의사인 제가 보기에도 상당히 고가의 치료인 것이 사실입니다. 그런데 실제로 우리나라만큼 의료보험 체계가 잘되어 있는 나라도 드뭅니다.

미국의 유명한 다큐멘터리 영화감독인 마이클 무어의 영화〈식코(SiCKO)〉를 보고 저는 정말 충격을 받지 않을 수 없었습니다.

치과에 갈 돈이 없어 아픈 치아를 본인 스스로 빼는 충격적인 장면이 있었기 때문입니다. 그것도 아프리카도 아닌 '미국'에서 말이지요. 실제로 미국 영화를 보면 직원이 회사와 임금 협상을 할 때 치과 사보험(Dental Insurance) 가입비를 내달라고 요구하는 장면들이 자주 나옵니다. 그만큼 미국의 치과 치료비가 비싸다 보니 미국에서 치과 사보험은 매달 내는 돈 자체도 실제로 어마어마합니다.

우리나라도 외국처럼 체계가 잘 잡혀 있는 '사보험'이 정착되는 것이 필수적입니다. 공공 의료보험만으로는 고가의 비보험 치료를 보장받는 데 한계가 있기 때문입니다. 따라서 보험이 적용되는 치과 치료는 보험제도를 잘 이용해 치과 치료를 잘 받고, 나머지 보험이 적용되지 않는 비보험 진료는 현재 출시되는 보험제도를 잘 이용한다면 생각보다 많은 비용을 들이지 않고 치료받으실 수 있습니다.

그것이 곧 현명한 의료 소비자가 되는 길이기도 합니다.

치아 관리 요령의 모든 것 책 속의 책

의료보험공단에서 보장하는 치과 치료 내용

건강보험을 조금만 꼼꼼하게 살펴보면 의외로 저렴하게 진료를 받을 수 있는 것들이 많습니다.

먼저 일반적으로 통증과 관련된 치과 진료의 거의 대부분은 건강보험 적용 대상인 것이지요.

따라서 아픈 것을 치료하거나, 죽어가는 치아를 살리려 치료하는 비용도 건강보험을 적용받을 수 있습니다. 그러나 그 이후의 치료 행위에 대해서는 보험 적용이 되지 않습니다.

즉, 아픈 것을 해결하고 난 후 진료에 대해서는 의료보험 대상이 아닌 경우가 많습니다.

예를 들면, 치아 신경 치료를 하는 것까지는 보험 급여가 되지만, 향후 치아가 부서지는 것을 막으려고 금니를 씌우는 것은 보험이 되지 않습니다.

그리고 범위가 적은 충치에 금으로 때우는 대신 아말감(수은화합물)으로 하면 보험 적용을 받을 수 있습니다. 하지만 충치 범위가 넓다면 아말감은 쉽게 깨질 수 있어 금으로 일부분을 때우거나 전체를 씌우는 게 권장되고 있는데요.

특히, 치과 전문가들의 말에 따르면 아말감은 수은화합물이라 논란의 여지가 있지만, 1985년부터 사용돼 왔고 과학적으로도 그 안정성이 입증돼 이미 많이 사용하고 있는 재료임을 알 수 있습니다.

하지만 좀 더 오래 쓰고 튼튼한 치아를 만들기 위해서는 업그레이드 된 치료가 더 좋겠지요. 또한 내구성과 심미성이 조금 떨어지지만, 치아와 잇몸 경계 부위의 치아가 파이는 '치경부 마모증'에 쓰이는 자가 중합 레진도 건강보험이 적용됩니다.

· 발치, 스케일링도 보험 혜택을 받자

치아를 뽑거나 잇몸질환에 대한 수술은 대부분 보험이 적용되고 있습니다. 물론 사랑니 발치도 포함됩니다. 그러나 발치할 때 치아의 상태(단순 발치 및 복잡한 발치)에 따라 보험이 적용되는 금액에 차이가 있기 때문에 자신의 치아 상태를 확인해 봐야 합니다.

그리고 어금니 쪽 신경 치료 후 금으로 씌울 형편이 안 된다면, 좀 더 저렴한 메탈 크라운을 씌워도 좋습니다. 또한, 나이가 있는 경우 또는 발치를 했는데 형편이 어렵다면 임플란트 대신 틀니를 선택하는 것도 한 가지 방법입니다.

더불어 최근 임플란트나 보철 치료를 위한 민간보험도 판매되고 있기 때문에 내용을 잘 살펴보고 가입하면 임플란트, 그리고 틀니 등 다양한 보철 치료에 도움을 받을 수 있는 것이지요. 다시 말해, 돈이 많이 드는 치아질환들 중에도 초기에 치과를 찾는다면 의료보험제도를 활용해 손쉽게 치료받을 수 있는 것들이 많으며 '치과보험을 가입한 환자분들이라면 틀니뿐 아니라 목돈이 드는 임플란트 치료도 도움을 받을 수 있으니 일석이조의 보험이 아닐까'라는 생각이 듭니다.

그리고 무엇보다도 보험가입에 앞서 항상 건강은 건강할 때 지키라는 일화처럼, 꾸준히 치과를 다니고 6개월에 한 번씩 정기적 검진을 받는다면 노년이 되어서도 건강한 치아를 가지실 수 있을 것입니다.

그렇다면 어떤 분들이 치과 임플란트 보험에 가입하시는 것이 좋을까요?

1. 치아 상태가 좋지 않아 임플란트를 하실 가능성이 높으신 분
2. 부모님의 치아 상태가 좋지 않아 유전적인 영향이 걱정되시는 분

실제로 임플란트 보험의 경우 다른 질환도 같이 보장해주는 것이 있기 때문에 현재의 월 납입금을 생각해본다면 가입하시는 것이 현명하다고 생각됩니다. 게다가 소멸성 보험이 아니기에 더더욱 가입하시는 것이 좋다고 생각됩니다.

아마도 흡연하시는 분들은 담뱃값만 절약한다면 충분히 한 달 가입 금액은 낼 수 있으리라 생각됩니다.

다만, 가입 조건이라든가 약관 등은 반드시 꼼꼼히 챙겨보고 가입하시는 것이 좋겠지요.

**해당 QR코드를 사용 중인
휴대폰 카메라로 스캔해 보세요!**
-
장혁진 원장님의 설명을
동영상으로 확인하실 수 있습니다.

임플란트 명의 장혁진 원장의
젊어지는 치과 이야기

펴 낸 날	초판 1쇄 발행 2011년 11월 30일
	개정3판 1쇄 발행 2024년 09월 02일
지 은 이	장혁진, 백일섭
펴 낸 이	류태연
펴 낸 곳	렛츠북
주 소	서울시 영등포구 문래북로 116, 트리플렉스 1005호
등 록	2015년 05월 15일 제2018-000065호
전 화	070-4786-4823	팩　스　070-7610-2823
이 메 일	letsbook2@naver.com
홈페이지	http://www.letsbook21.co.kr

· 책값은 표지 뒷면에 표기되어 있습니다.
　ISBN 979-11-6054-720-7　03510

Copyright ⓒ 장혁진, 2011.
· 이 책은 저작권법에 따라 보호받는 저작물이므로 무단전재와 복제를 금지합니다.
· 잘못된 책은 구입하신 곳에서 바꾸어 드립니다.